What Kind Of God

A Survey of the Current Safety of China's Food

民以何食為天

中国の危ない食品

中国食品安全現状調査

周勍＝著　廖建龍＝訳

草思社

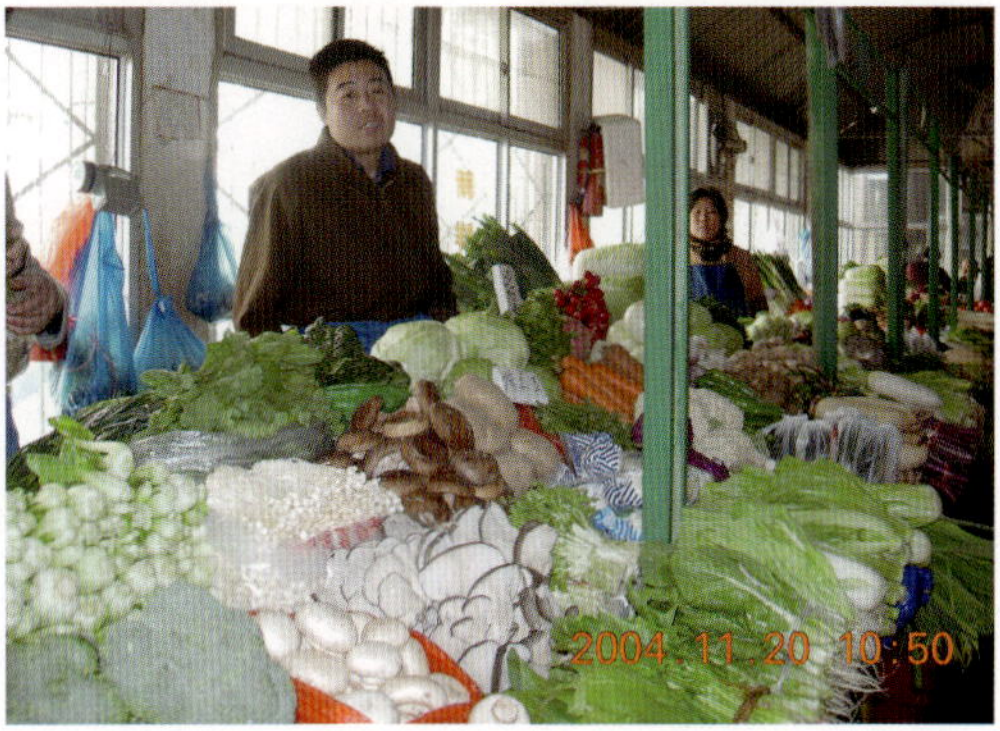

北京市内の野菜市場。農薬汚染の可能性もあるが、自分で確かめるしかない。

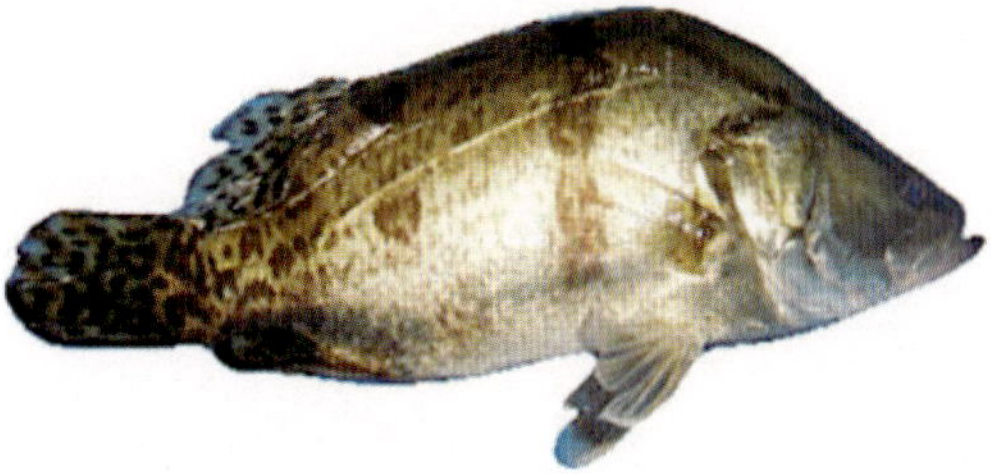

汚染されたカワメバル（桂花魚）。

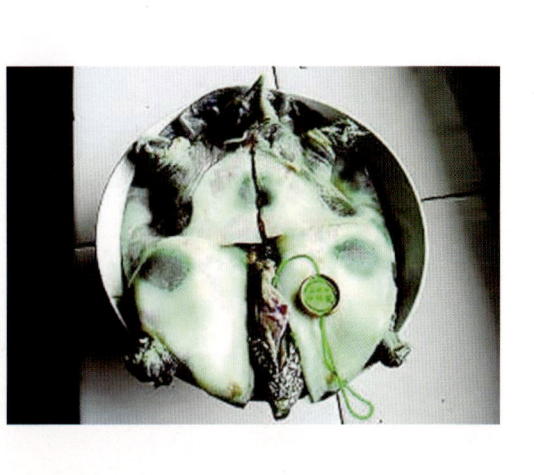

マラカイト・グリーン（合成抗菌剤）に汚染され、緑色になったスッポン。1キロ大。2005年4月、広東省東莞にて。

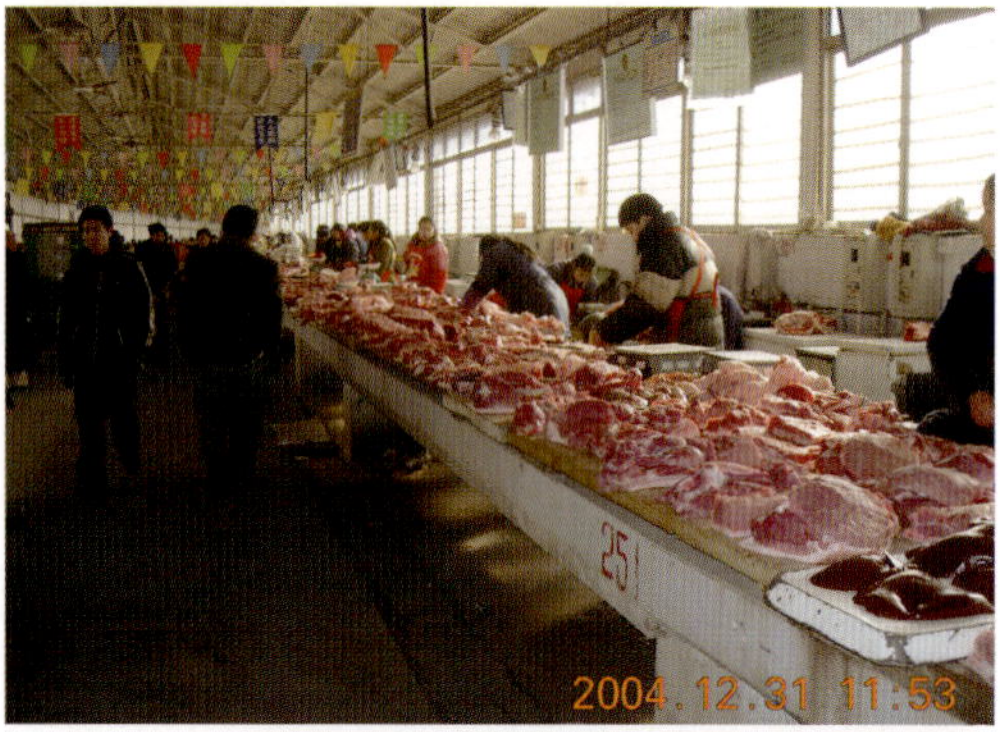

江蘇省蘇州市の農産物取引市場内の豚肉取引区。南京のスポーツ大会に出場する選手が大会前にここから出た肉赤身化剤含有の豚肉を食べたため、出場停止となる。２００４年12月撮影。

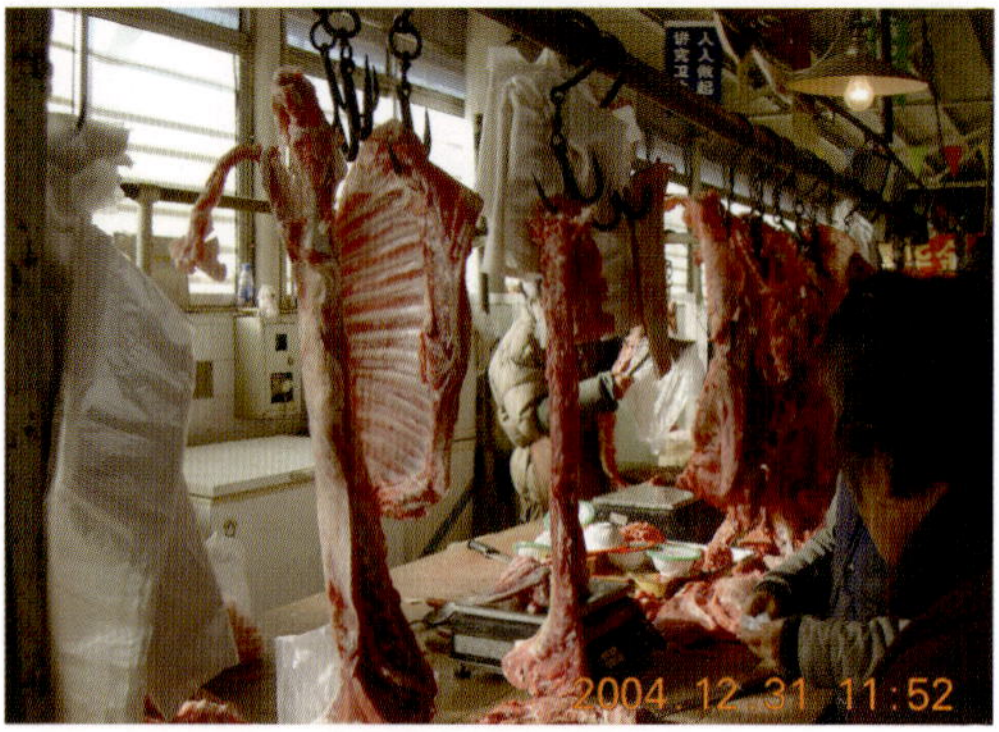

北京市朝陽区康家園農産物取引市場内の豚肉取引区。肉赤身化剤含有の豚肉が並んでいる。２００４年12月撮影。

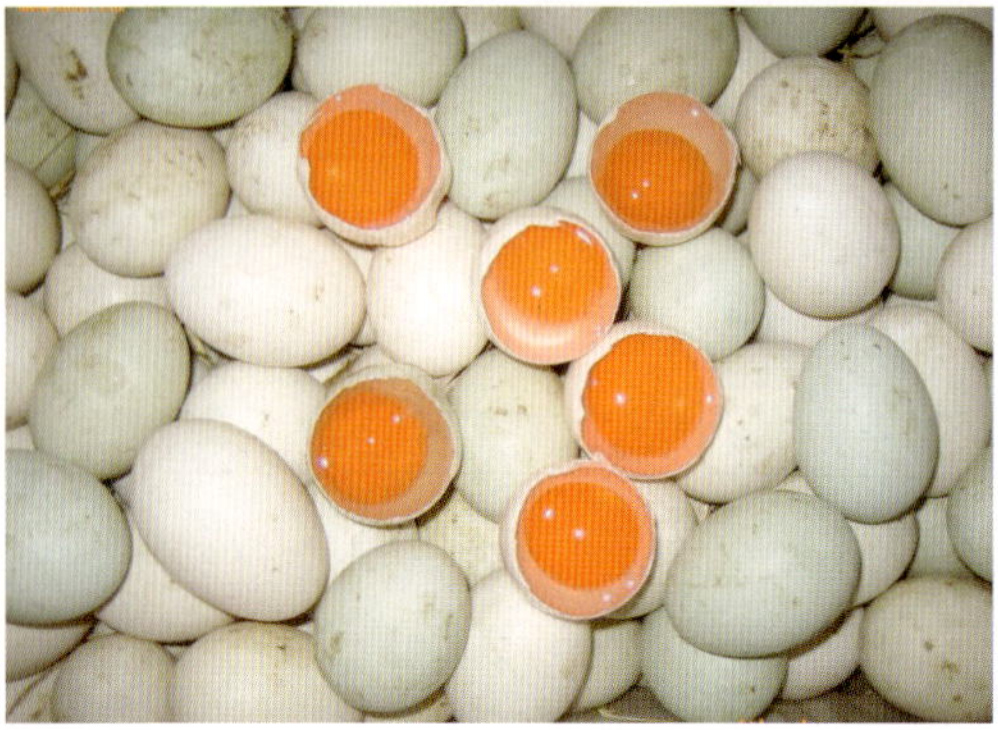

スーダン・レッド（合成染料）入りと思われる「紅心蛋」（赤卵黄タマゴ）。北京市内のスーパーにて。２００５年11月撮影。

中国の危ない食品：目次

日本語版への序文――われわれの未来を奪い返すために

唐の都、長安（西安）に生まれた私はいま、北京郊外の住まいの書斎に座り、海の彼方の日本の読者のために序文を書こうとしているのですが、頭のなかは朝夕のラッシュ時にバスに乗れずにいる乗客のようで、筆が進みません。

中日両国は地理的には欧米諸国よりずっと近いにもかかわらず、両国の民衆のあいだにある疎遠さ、あるいは行き違いの度合いは欧米以上のものがあるように感じます。この奇妙な現状は、文学上の言葉で言えば「熟知している他人」ということになるのでしょう。これは六十数年前のあの戦争のせいではないようにも思うし、もう少し複雑のようですが、民間同士の交流が少なく、相手に向けた情報のパイプが互いの政府のフィルターを通すことによって単一となってしまうために、情報不足をもたらしたのが主因ではなかろうかと思います。互いに「盲人、象を撫でる」をしているような気がしてなりません。

日本と関係する話から始めましょう。拙著が昨二〇〇六年にドイツの「ユリシーズ国際ルポルタージュ文学賞」を受賞したとき、国際メディア、なかでもアジアのメディアから注目されるようなことはありませんでした。ところが今年に入ると、例のアメリカのペットフード事件が起き、俄然、注目を浴びることになりました。

　アメリカのＣＮＮ、『ニューズウィーク』誌、イギリスのＢＢＣやドイツのテレビ局、フランス、デンマークの新聞、イタリアの雑誌から取材を受け、また日本の新聞社や国際的に知られるテレビ局からも取材されました。欧米のメディアに比べると、日本のメディアはじつに丁重で礼儀正しかった。日本語版が近々、出版されることもあって、私は日本のメディアからの取材には力を入れて応えたつもりです。とくにテレビ局の取材には多くの時間を割きました。けれども、それっきり、なしのつぶてでした。欧米の各メディアは取材後に録音テープを送ってくれ、放映日を知らせてくれました。日本の何人かの友人がこんなことを言いました。「あなたのインタビューは中国政府の面目をつぶすものだ、彼らを怒らせてはいけないとの配慮があったのだと思いますよ」。ああ、これがアジア最大の民主主義国なのか……。

　私は、あの「段ボール肉まん」事件に関して、各国のメディアに向かって中国政府を公然と批判したばかりです。そのときの私は、昨年一〇月に射殺されたロシアのジャーナリスト、アンナ・ポリトコフスカヤ女史と同じ覚悟、同じ心境でいたのです。

　私はアンナ女史とは会ったこともなく、言葉をかわしたこともなかったのですが、昨年七月にイタリアに招かれて講演をしたとき、たまたま同じころアンナ女史がスウェーデンで講演をされていました。私の講演を聞いたのち、アンナ女史の講演を聞いたある人が電話をかけてきて、こう訊ねました。「あなたの講演のテーマも内容も、アンナさんのそれとほぼ同じです。お二人は事前に打ち合わせていたのですか」。私たちのテーマは「国家テロはテロリズムの父」でした。アンナ女史と面識はなくとも、心は通じあっていたのです。

私は一九八九年の天安門事件に連座し、三年近く牢屋に入れられました。当時の「反革命」罪は現在の「国家安全顚覆罪」に相当します。「奴隷化」教育のもと、一般の中国人はこの二つの罪名が国家に対する反逆を意味することを知っています。しかし私は、これまでこの国家に抱く情感を一度として疑ったことはありません。むしろ片意地なまでに、この国家に対する責任感と義務感を抱いてきたのです。私が「反逆」するとすれば、それはこの国家を蚕食してきた利権集団と、彼らの生存を支えているシステムしかありません。

私は二〇〇二年後半から、中国の食品問題への関心を持ちつづけてきました。本書を書くためだけではありません。もちろん日本語版を出して、日本の人々に中国政府や中国製品を敵視する感情を抱かせるためではありません。ましてや「あとは野となれ山となれ」式の捨て鉢な気持ちで「中国くたばれ」と叫ぶためでもありません。私は、中国の現行制度下における食品安全はどのように形成されてきたかを、読者とディスカッションしたかったのです。私はこの数年間の食品汚染の真相を探り出し、それがもたらす結果と予防法を世に明らかにし、とりわけ中国の関連業界のトップに、このままでは中国と世界に危険をもたらすと注意を喚起したかったのです。アメリカで起きた有毒ペットフード事件を考えてみてください。中毒したり中毒死したのが数千のペットでなく、アメリカの人々であったらと、考えただけで寒気がします。

私はもともと「食品安全」について関心がなく、専門知識ももっていませんでした。その私が、膨大な文献や資料を読み、危険を冒して各地の食品関連の現場を取材したもう一つの大きな動機は、私の周囲の人たちに、病人が多く出たことがあります。三年前に亡くなったおばさん（父方の叔父の妻）、母の母乳が少ないために私の乳母となってくれたこのおばさんは食道癌《がん》で亡くなりました。笑みを絶やさなかった彼女は、臨終前には白湯すら飲めませんでした。この二年間に、女性の友達二人が前後して子宮癌となり、子宮腫瘍が発見され、ともに手術を受け、子供が産めない身体となりました。また、腫瘍や癌にかかった親しい友人は一〇人を下りません。今年の五月、北京に駐在する香港の女性記者から電話がありました。飲食による感染性肝炎にかかったと言い、あなたも健康診断をしてもらいなさいと熱心に勧められました。検査に行ってみると、身体には自信があった私が、なんと正常な血糖値を三倍も超える数値の糖尿病患者になっていることがわかりました。

その女性記者は自ら見聞した怖い話を話してくれました。彼女には子宮癌をわずらっているチベットの友人がおり、有名な北京腫瘍医院で治療を受けたいが満員で予約がとれないと言い、病院にツテのある彼女に何とかしてほしいと頼んできたそうです。彼女に同行して病院に入ったとたん、老若男女の患者であふれ返る光景を目にして、ショックを受けたといいます。受付を終えたとき、通路にしゃがみこんだ学齢に達していない女の子が「ママの予約をとってちょうだい。ママは牛乳病にかかっているのよ」と泣きついてきました。子供は「乳病（乳腺癌）」を「牛乳病」と表現したのです。このとき初めて「腫瘍」とは要するに癌の一種だと知ったと彼女は言いました。私は、腫瘍の権威の言葉を思い出しました。「中国において癌の三分の一以上は食と直接に関係している。しかも癌の発生率は幾何級数的に増えている」

アジア人と西洋人がぶざまな状況に直面したときの反応を、二つの故事で説明してみたいと思います。一つは「韓信、子供を甘やかす」です。漢の韓信が戦い敗れ、覇王となった項羽に追われていたとき、一人の悪童が木の上から韓信に向かって放尿しました。ところが韓信は少しも怒らず、「おまえの小便はなかなかいい。五両やろう。もうしばらくすると、黒い顔をした男（項羽）が通るから小便をかけてごらん。もっとたくさん褒美をくれるだろう」と笑いながら言った。悪童は本当に覇王の頭上に放尿し、一刀両断のもとに殺されました。西洋人の反応は『裸の王様』の子供の言葉です。純粋な子供は正直に「王様は裸だよ」と言います。

われわれアジア人の表現や思考はしばしば、真実がどれほどのものかを考えず、ことを丸く収めようとします。遠慮がちにことに臨み、実際にそぐわないことがあります。国土の大小にかかわらず、自分たちの国を「大韓民国」「大中国」「大日本」などと呼びたがります。これはアジア文化全体の病巣かもしれません。心理学的にみれば、不健全なプライドによって内心の深いところにある劣等感を隠しているということになるのでしょうか。

いま食品安全に関心を抱くこと以上に喫緊の問題があるでしょうか。私がこれに関心を抱きつづけることを放棄させたり阻止したりすることはできません。まさに微々たる力で、強大な利権集団の手中から子宮を、乳房を、いや、われわれの未来を奪い返そうとしていることは承知していますが。

話を最初に戻しましょう。情報が政府を通した単一なものであることが、中日両国民が充分に理解しあえないという現状をもたらしました。この本を通して、私自身がささやかな「遣日使」となれることを熱望しています。唐の時代に私の郷里、長安へやって来た「遣唐使」のように、私が日本の知識と情報を理解し、中国に持ち帰ることができれば、幸甚です。

最後に、本書の日本語版出版にこぎつけた翻訳者の廖建龍氏と草思社の方々に感謝を申し述べます。

二〇〇七年九月二日、北京北郊外の満井の寓居にて

周勍

第1章

民族の命運にかかわる「食品汚染」

一つの民族の命運は、その民族の人たちがどういうものを食べているか、そしてどういう食べ方をしているかを見ればわかる。

■何はなくとも「食」がいちばん

短い昼と長い夜、見渡すかぎりの青と白。北極圏特有の世界だ。この地に生きるホッキョクグマの死は、われわれ人類に多くの警告を与える。創造主の厚情か、北極圏には彼らの天敵は存在しないそうだ。他の動物はむろんのこと、熟練の猟師でもしばしば彼らを仕留め損ない、逆に襲われてしまう。分厚い毛皮に被われたホッキョクグマはすばしこく、狙いにくい。彼らは北極の生物圏の王者なのだ。しかし、この王者がしてやられることもある。猟師はまずアザラシを一頭仕留める。その血と鋭い両刃の小刀を桶に入れ、棒状に凍らせ、クマの通り道に置いておく。その血のにおいを嗅ぎつけてきたホッキョクグマがこれにがぶりと食らいつく。飲みこんだ小刀が舌を切り、彼らはわけもわからないまま死んでいくのである。

「吃《きつ》」（食べる）という文字は、中国の長い歴史のなかで、民情という水をどのようにでもかき混ぜることのできる魔法の棒だとも言える。腹を空かせていた、何千年もの苦痛に満ちた記憶を思い出せばいい。

庶民のあいだで口伝《くちづた》えられてきた俗語、「開門七件事」（七つの生活必需品。すなわち薪《まき》、米、油、塩、みそ、酢、茶）あるいは「開門五件事」（人間に必要な五つの行為。すなわち飲、食、排便、排尿、睡眠）でも、「食」が最も重要な地位を占めている。

便所で隣りあった者同士が（中国の公衆便所は一般に仕切りがない）、まずは「メシを食ったかい」とあいさつするという笑い話は、「俗話は実話である」のことわざを実証している。古来、死刑囚たちは刑の執行直前にみな、「あの世に行っても餓鬼と呼ばれたくない」と言うそうだ。

庶民はみずからの生活体験から、「天を崇拝する」宗教と同列に「食」を論じてきた。「食」は中国の歴史の発展過程において絶対に無視できないものであった。

五穀が中国人の主食になって久しい。古代より「社稷《しゃしょく》」の二文字は国家を表わしてきた。社は社神つまり土地の神様だ。そして、たとえば古書に「稷は五穀の長、ゆえに稷を立てて祭る」とあるように、王朝の交代を経ながら連綿として続いてきた歴史のなかで、「食」がいかに重要であったかがわかる。

『詩経《しきょう》』（中国最古の詩集。孔子が各地の詩歌三五五編を選定）の詩歌のなかで、食物の種類・綱目は数百あり、うち食用植物と確定できるものは四四種ある。ちなみに『聖書』に記されているのは二九種である。

孔子の弟子、子貢《しこう》が地方長官に赴任する前に、孔子に統治の秘訣を教えてくださいと乞うと、孔子はこう言った。

「食なり。兵なり。民はこれを信じる」

『老子』第一二章にも「聖人の政治は腹を満たすためのものであり、見せるためではない」と記されている。

秦《しん》の始皇帝の死後（紀元前二〇〇年ごろ）、項羽《こうう》の楚軍と劉邦《りゅうほう》の漢軍が戦った。四年目のある戦役で、劉邦の軍隊は滎陽《けいよう》（現在の河南省滎陽）一帯に退却した。この地は当時の戦略上の要地であり、付近の敖山《おうざん》の頂きには秦朝の食糧庫が設けられていた。

項羽の大軍が滎陽を包囲し攻めてきた。劉邦は支えきれないとみて撤退を考えていた。このとき劉邦の策士酈食其《れきいき》はこう進言した。

「王者は民人を天（至高）と考えるし、民人は食を天（至高）と考えている（熟語「民以食為天」の出所。「食は庶民の暮らしの大本である」の意）。敖山には大量の食糧が貯蔵されています。滎陽を放棄したら敖山の食糧庫を放棄したも同然、戦局はきわめて不利になります」

酈は軍撤退に反対し、「むしろ即刻兵を進めて滎陽を攻めとり、食糧庫を堅守すべきです」と勧めた。劉邦は酈の意見に理ありとして、その進言を採用した。そして劉邦はついに項羽を打ち破り、開国の君主となった。

盛唐の「貞観《じょうがん》の治《ち》」をつくった唐の太宗は、民心を獲得することの重要性をよく心得ていた。『資治通鑑《しじつがん》』にはこんな話が記載されている。

貞観二年（西暦六二八年）、長安一帯にイナゴが大発生した。太宗は玄武門北側の禁苑でイナゴを見つけるとすぐに何匹かを捕まえ、「百姓が命と見ている穀物を、おまえたちは食い尽くそうとしている。ならば、おまえたちに朕の肺腸を食わせてやる」と言い、イナゴを飲みこもうとした。御付きの者たちが「汚いものを食されるとご病気になります」と止めたが、太宗は「朕は百姓の代わりに災難を受けている。どうして朕だけに災難を避けるように言うのか」と言ってイナゴを飲みこんだという。

太宗はまた『務農篇』でも「食は人と同じ、農業は政治の根本」と言っている。兄を殺し、父を退位させた李世民《りせいみん》（太宗の本名）は、これによって「千古の名君の誉れ」を歴史に残したのである。

清朝の乾隆帝《けんりゅうてい》（在位一七三五—九五）の統治の核心も「国以民為本」（国は民を基本とする）、「民以食為天」（民は食を至高とする）にあったと言われており、彼は清史《しんし》のなかでは出来のよい皇帝の一人と評されている。

「民国（中華民国）の父」孫文は、青年時代に書いた『李鴻章上書《りこうしょうじょうしょ》』（李鴻章への書簡）のなかで、乾隆帝と同じ言葉「国以民為本、民以食為天」を借用し、「食が不足していて、どうして民を養えるのか」と、李鴻章を詰問している。

歴史上の名君や能吏、精鋭たち以上に「食」の重要性と人を引きつける力を知っていたのは、造反の旗を挙げた農民の首領たちだろう。たとえば、明朝末期（一六四〇年ごろ）に「闖王《ちんおう》」（荒武者）の名で一世を風靡《ふうび》した李自成《りじせい》は、まさに天才的である。反乱の初期、河南に進軍したとき、李自成は部下に命じて、次のような俗謡を農民のあいだで流行《はや》らせた。

「吃他娘、穿他娘、開了大門迎闖王、闖王来了不納糧」（糧《リャン》＝穀物と、娘《リャン》＝お母さんは、同音。これにかけて、ほかのお母さんにメシを食わせてもらい、服も着せてもらう。衣食がタダになるように、門を開けて闖王を迎えましょうよ。闖王が見えたら糧〔税〕を納めなくていいよ）

じつに通俗的でわかりやすい。「他人にメシを食わせてもらえる」「穀物税を納めなくていい」と歌って人心に訴えたから、当時の崇禎帝《すうていてい》（明のラストエンペラー）統治下の百姓たちの琴線《きんせん》に触れ、最終的には崇禎帝を景山に追いつめ、彼に首を吊らせたのである。

少し冷静に考えれば、税を納めなくてすむ政府などあるはずがないのに、人々はまんまとだまされた。「食」がいかに重要であるかの証左と言えよう。

清末の太平天国の乱（一八五〇―一八六四）の首領洪天王（本名洪秀全《こうしゅうぜん》）の「天朝田畝《てんちょうでんぽ》制度」は「有田同耕、有飯同食、有衣同穿、有銭同使、無処不均、無人不飽暖」（田畑は平等に耕し、飯は平等に食い、衣服は平等に着、銭は平等に使い、不平等はいっさいなく、衣食足りない人はいない）という空想的な公有制、平等主義を説いているが、洪はいくつかの小都市を攻め落とすや、女をはべらせて享楽にふける始末であった。しかし、この手の「衣食平等」のユートピア式スローガンは、洪天王を担いで南京の玉座にのぼらせるうえで大きな影響を与えたのである。

「メシを食う問題」の重要性をはっきりと認識していた人物として、毛沢東の右に出る者はいないだろう。彼は衆人のなかで父親の毛順生《もうじゅんせい》から、「この大飯食いの怠け者め」と罵《ののし》られた。数年後、彼は『湘江評論《しょうこう》』の創刊号で「世界で最大の問題は何か。それはメシを食う問題だ」と書いた。毛沢東は駆け出しのころから、中国社会が直面する最も切実な問題は、農民の暮らしや彼らの心理であることをじつによく理解していたことがわかる。それゆえ毛沢東は「小さな火花で広野を焼き尽くし」、蔣介石を台湾に追い出しただけでなく、党内の「一〇回におよぶ路線闘争」にも勝ちつづけたのである。

胎盤を食べ、野生動物を好む食文化

さて、火星探検をしようという二一世紀の今日、中国の食品安全の現実はいったいどうなっているのだろうか。

中国の伝統的な食文化では、「食べた部位はそれと同じ部位に栄養をつける」が信奉されている。たとえば、動物の肝臓を食べれば人間の肝臓に滋養をつけることができるということだ。「足のあるものはテーブル以外、翼のあるものは飛行機以外は何でも食べる」と評されている広東人《カントン》のあいだではこうした食信仰はとりわけ強く、彼らは各種のゲテモノ料理や血のしたたるような料理を貪欲に求める。

ハルビン市の某レストランが、民間伝承では滋養に大いに効果があるとされる人間の胎盤料理を出した。しかもこれを大々的に宣伝したため、市民のあいだから、「それは人肉を食べているということではないか。変態だ」という非難が噴出した。胎盤は当地のある医院から買ったものだ。くだんの医院はなかなかの「職業倫理」の持ち主であったようだ。というのも、ご丁寧にも「この胎盤はB型肝炎はじめ伝染性の病原体に感染していません」との証明書をつけていたという。

さる産婦人科の医学者は、胎盤食は民間の言い伝えにすぎず、医学界にはこれに関する論文はないとコメントした。

北京のメディアがこんな署名記事を載せた。

「胎盤に特効性があるかどうか、医学的に確証を得られていない。そもそも胎盤は人体の一部であり、倫理上、また衛生上の観点から、食品として食卓に出すべきでないことには疑問の余地がない」

滋養をつけたいがために人間の胎盤にまで「食指が動く」のは、一部の中国人の変態的嗜好の極致であろうが、重慶《じゅうけい》、陝西省《せんせい》、南京などの医院では、実際に胎盤の行方をめぐって、さまざまな騒動が起きている。

黒龍江《こくりゅうこう》省佳木斯《チャムス》で起きた殺人事件も、これまた極端な「滋養摂取観」からきていた。すなわち猟奇的な人肉食事件である。

かつて幼女強姦罪で八年の刑を受けた男が、出獄から三年目に警察に出頭し、二八人を殺害したと自供した。被害者の大半が未成年の男子であり、犯人とインターネットカフェで知りあったという。警察はこの殺人狂の自宅を捜索し、オンドル（床下暖房設備）の上で四人の遺体を発見した。みな同じやり方で殺害されていた。耳が削がれ、目が抉《えぐ》りとられ、腹部が切り裂かれて内臓が全部抜き取られ、生殖器はことごとく切り取られていた……。

昔から「〈鞭〉（ペニス）に滋養をつけたければ〈鞭〉を食え」の習慣があった。それゆえ、全国の食堂、料理屋の看板やメニューには、「烤羊鞭《カウヤンベン》」（羊のペニス焼き）、「炖牛鞭《ドゥンニュウベン》」（牛のペニス煮込み）、「煲狗鞭《バオゴウベン》」（犬のペニス鍋）などの料理名がデカデカと載っているのである。

広東人の食信仰については前述したが、彼らが好きなものに野生の「果子狸《クオツリー》」（ハクビシン）がある。因果応報か。世界を震えあがらせたサーズ（SARS＝重症急性呼吸器症候群）・ウイルスは最初に広東省内で発生し、世界各地に広がっていったのだ。サーズ・ウイルスはわずか半年のあいだに二六カ国を襲い、八〇〇〇人以上が感染し、八〇〇人近くが死亡した。これによるアジア地域の経済的な損失は四百数億ドルに達したが、そこには、長い将来にわたって人類にもたらされるであろう精神的な傷や潜在的な危機は含まれていないのである。

一九九七年以降、全世界を震えあがらせた鳥インフルエンザ・ウイルスも、この野生動物の一大消費地、広東省から全世界へ広がった。二〇〇六年はじめの概算による統計では、すでに、鶏とアヒル一億五〇〇〇万羽以上が鳥インフルエンザに感染したため、生きたまま焼却処分された。

同じく広東省に関してこういうニュースがある。広東省の心血管病患者は一〇〇〇万人、全国で第一位である。心臓および脳血管疾病は広東人の「最強の刺客」と言える。毎年の死亡者数は中国全省の死者の三分の二を占め、しかも中国平均の三・六倍の加速度で増えている。これは食に貪欲な広東人に対する神様の警告だと言えるかもしれない。

元首相の朱鎔基《しゅようき》が上海市長だった一九八八年春、上海でA型肝炎が大流行した。中国で初めて都市の公共安全性が脅かされたのである。四月には罹患者数はピークに達し、その月の一六日間は、発病者が一日一万人を超えた。新市長朱鎔基は寝食を忘れ、執務室のデスクに積みあげられた報告書を処理しなければならなかった。

A型肝炎は上海人が好んで食べる「毛蚶《マオハン》」（イタヤガイ）が原因で発症する。そのために四〇万人もの上海人が「A型肝炎台風」に巻きこまれたのだ。休校、工場の操業停止、商店の休業が相次いだ。

この「イタヤガイ台風」は上海に三十数億人民元（当時のレートで約千百数十億円相当）の損失をもたらしたと推計されている。このときには、一皿何元もしない板藍根《バンラングン》（オオアイ）という漢方の解毒剤が、当時まだ高価だったテレビ一台（数千元）と交換されたという話も伝わっている。さらにその十数年後、広州《こうしゅう》でサーズが流行したとき、これに効くと噂されただけで白酢一瓶が二百数十元で売られた。

このような大きな代価を支払ったにもかかわらず、なおも野生動物は広東の食卓にのぼり、イタヤガイが上海の食卓をにぎわしているのである。「犬は食わせてもらったことは覚えているが、打たれたことは覚えてない」とは、犬の卑しさにたとえて人を嘲笑する言葉だが、食の問題において、人間は犬よりましだと言えるのだろうか。

コンピュータが日常生活と切り離せなくなった今、試しにどこでもいいから中国語ウェブサイトで、「食品」または「食べる」の言葉を引いてみるといい。いまや、これに関連する言葉として「安全」「中毒」の字句が最も多く出てくるのだ。美食大国を自負しているわが中国人にとってはなんとも皮肉な話である。かつて「わが中国は近代文化についてはことごとく他国に立ち遅れているが、唯一、食に関して言えば、今にいたるも西欧の文明諸国に負けないほど進んでいる」と断言したあの孫文先生も、泉下でさぞやこの事態を憂えていることであろう。

水道管の八割が鉛塩を使用

奢侈《しゃし》と放恣《ほうし》で名を馳せた強大な西ローマ帝国が、なぜ突然滅亡してしまったのか、その原因について、西側の歴史学者は長いあいだ頭を悩ませてきた。彼らは脳みそをしぼって追究してきたが、これはという原因は見つけられなかった。

一九六九年から七六年にかけて、イギリス南部で紀元四世紀末から五世紀はじめのローマ人の墓地群が発見された。考古学者たちは四五〇体の人骨を発掘し、その多くの骨の鉛含有量がいずれも正常の八〇倍に達し、子供の骨の鉛含有量はさらに多かった。彼らはおそらく鉛の中毒で死んだのであろうと考えられた。

ローマ人はその優れた水の供給システムを自慢していた。彼らは、鉛管を使って飲用水を供給し、鉛製の杯で水を飲み、鉛製の鍋で煮炊きし、しばしば糖の代わりに酸化鉛を使って酒を調製していたそうだ。鉛の成分がこのように日常的に体内に入れば、全身脱力の症状が現われるはずである。

さらには出産能力を失うという、もう一つの悪い結果をもたらすのである。ローマ帝国後期の皇帝は出産を奨励していたそうだ。正確な数字で証明することはできないが、おそらく人口減少をくい止めようとしていたのであろう。微量であれ鉛を吸収すると、生殖能力に影響を及ぼすことは現代の科学で証明されている。

ローマ人は鉛を含む酒や水が原因で死亡し、それが帝国を滅亡へと導いたと考えられる。むろん鉛中毒だけが五世紀に西ローマ帝国が攻め落とされた唯一の原因ではない。しかし西ローマ滅亡後、東ローマ帝国はなぜ一〇〇〇年も存続したのだろう。その理由はさまざまある。だが、西ローマ帝国に比べて東ローマ帝国領内には鉛鉱がきわめて少なく、そのために住民たちは土鍋や陶杯を使っていたという、注目に値する事実がある。考古学者たちのさらなる探究によって、西ローマ帝国滅亡の一因が鉛中毒にあると判明したら、栄養学の大家として知られるフランス人の有名な言葉「ある民族の命運は、彼らが何を食べていたか、そしてどのように食べていたかを見ればよい」が、ぴたりとあてはまることになる。

そして二一世紀の六年目、中国人が「中国は高度経済成長をなし遂げた」神話に得意になり、惰眠を貪っているとき、この国の水道管の八割が鉛塩を熱安定剤として使っているのである。熱安定剤に鉛を使用するのはアメリカでは禁止されており、ヨーロッパでも禁止条例を制定中である。アメリカでは早くから有機錫《すず》の熱安定剤に全面的に切り替えられている。だが、中国ではＰＶＣ（塩ビ）水道管などのメーカーは、コストと技術面の問題で、なおも鉛の熱安定剤を大量に使用しているのである。

高濃度のフッ素、砒素《ひそ》入りの危ない飲料水

中国のメディア報道によれば、中国水利部長の汪恕誠《おうじょせい》は、新華社の単独インタビューに「農村では三億以上の人々の飲み水が安全ではない」と答えている。

同じくメディアの報道によれば、中国の一部の農村の飲み水のなかに有毒・有害物質、高濃度のフッ素、砒素、アルカリが含まれ、汚染や吸血虫などの問題があり、民衆の健康に深刻な危害を与えている。なかでも工業排水、農薬と化学肥料の使用量が増加しつづけ、多くの飲料水の水源が重大な汚染を受けている。

およそ一億九〇〇〇万あまりの農民の飲料水に関しては、有害物質の含有量が基準値を大幅に超過しており、疾病の原因となっている。すなわち多くの地方で、チフスやコレラといった重大な伝染病が発生し、特定の地域では、癌《がん》の発病率が高水準のままいっこうに下がらず、「癌村」はもはや珍しくなくなっている。

金儲けのためなら消費者の健康などないがしろにする風潮は、なぜ止まらないのか。海外ウェブサイトの記事のなかで、横眉《おうび》氏は次のように指摘している。

今日の中国の「有毒食品」騒ぎは、騒ぐほどひどくなる一方だ。その根源を探ってみると、

「民主的な法制に欠けた経済改革による果てしない民族の災難」にある。彼はこう説明する。

「一党専制下の私有制を実施しながら、政治体制の改革を先延ばし、もしくは故意に改革を阻害している。これは実際的には、独裁統治と私有制が並列していた封建時代に逆戻りしたのと変わりない。この種の腐敗が上から下へ、社会の各種業界に浸透し、疫病のように中国の空気を毒し、道徳を喪失させ、事の是非がわからないようになっている。人々は悪いことをするのに恥じることなく、むしろ悪いことをして金を儲ける才覚とチャンスに恵まれないことを恨む。このたぐいのことは、いまや社会全体に行きわたっている。この問題はもはや対症療法では解決できない。社会制度の根本から解決していかなければ、何も変わらない。そうでなければ、いわゆる〈調和の社会〉の構築はナンセンスでしかない」

七歳の女児の胸がふくらみ、六歳の男児にヒゲが

食品の安全が政治問題として世界の人々の強い関心を呼び起こしたのは、二〇〇一年の〈9・11〉後、テロリストが食品と水を次なる生物テロのターゲットの一つとすると揚言したときからである。

中国で「食品の安全」という言葉が政府や民衆、メディアの共通の関心事となり、常用語と

なったのは二〇〇四年末ごろからだ。この年の初頭から、北京のあちこちの婦人科・小児科病院に、食品が原因と思われる性早熟児童が相当数、受診に来るという噂が流れた。当局はこれを悪いニュースと見て、ひた隠しにしていた。

私は種々のルートを通して、北京のある有名な産婦人科医院の医師と接触し、実際の事例を目にした。ある朝、医院の診察室にいると、三〇歳代の職業婦人が女の子をつれてやってきた。目の前にいる太った女の子の年齢がわずか七歳半だとは、とても信じられなかった。診察したあとでこの女医が所見を話してくれた。

「この女の子には生理があり、胸部の発育はきわめて異常。乳房はピンポン玉大に成長し、大腿部の脂肪堆積は一〇代半ばの女の子と同程度になりつつある」

何が原因ですかと訊くと、女医はこう解説してくれた。

「近年、北京では性早熟児が珍しくなくなりました。受診に来る患者のなかには、先ほどの女の子のように七歳で生理があるとか、もっとひどいケースだと六歳の男の子に髭が生えたりしています。いずれもホルモンを含んだ小児用食品が原因です。こういった食品は子供たちの口に合うように作られているのですが、子供たちの吸収能力には限度があるため、ホルモン成分が体内に蓄積されやすく、そのため性早熟をきたしたと考えられます。とくに化学物質ホルモン（環境ホルモン）を含んだ水産物の影響が大きい。わずかであれホルモン添加によって、二〇年前には平均一四歳だった初潮年齢が、現在では一〇歳前後に早まっているのです」

さらに調査を進めていくと、「滋養強壮に効果絶大」と言われる水産物は、児童の健康に影響を及ぼすだけでなく、成人の生殖能力にも悪影響を与えることがわかった。中国では昔から田うなぎやスッポンなど（現在はどれも養殖もの）を食べて「滋陰補陽《じいんほよう》」（中国の伝統医学の考えによる精力・体力増強）する。親もまた健康増進のため、高いカネを出してこれらを買って子供に食べさせる。ところがこうした養殖水産物はどれもホルモン剤を使って促成させており、成人の場合、精力増強どころか、逆に「子孫断絶」の憂き目にあい、子供の場合は「親心がアダ」となって、心身に危害を加える結果となってしまうのである。

私は広東、浙江《せっこう》、江西《こうせい》、陝西など各省をまわって、じつに恐ろしい光景をこの目で見た。年末になると養殖業者である農民は養殖池の底を清掃する。彼らは泥をすくい出すと、池の底にシプロフロキサシン（発癌性のある抗菌剤）、または避妊薬をたっぷりと撒く。さらに養殖魚の飼料に大量のホルモン剤を混ぜるのである。養殖魚の伝染病の予防・治療と、養殖魚の成長を早めるためである。養殖業者たちは異口同音にこう言った。

「土地の人間は、ここで養殖した魚は食わないよ」

広州各地の養殖池では、農民が水を抜いたあとの池底に、溶けずに残っている避妊薬の錠剤が厚い層をなしているのを何度も目撃した。これら錠剤は当地の地方政府が住民の計画出産のために無料で配ったものだという。つまりコストゼロなのである。

北京の飲食業界では、「海鮮類は高価なものほど食べてはいけない」が、公然の秘密としてささやかれている。なかでも「田うなぎとスッポンは食べるな」である。なにしろ、ふつうは二年かけて一キロに成長するスッポンが、促成剤を使うと二、三カ月でその大きさになり、それらが出荷されているのである。

「食の安全」に警鐘を鳴らした鐘《しょう》南《なん》山《ざん》医師

先にも述べたように、「民以食為天」（食は庶民の暮らしの大本である）という言葉は、古来、中国人がいかに「食べること」を重視しているか、「食べること」が日常生活においていかに重要な地位を占めているかを、適切かつ具体的に表現している。周《しゅう》という友人の父親が一九四〇年代にロンドンに留学したときのこと、あるイギリス人から「中国の人々はどんな宗教を信仰していますか」と訊かれたという。父親は躊躇《ちゅうちょ》なく「食べることを信じています」と答えたそうだ。じつに簡にして要を得た答えである。

二〇〇四年春、中国全土を席巻したサーズ・ウイルスの嵐のなかで、鐘南山医師（中国科学院のメンバー）が発した警告は、食品の安全に無知だった庶民を驚かせ、恐れさせた。「いったい誰がわれわれの〈天〉を突っついて大穴を開けたのか」と詰問する声が上がった。われわれは誰を信用すればいいのか、何を信用すればいいのか。

種族の存亡にかかわるほどの事態のさなか、鐘医師が鳴らした警鐘によって、中国人が意識せぬままに進行していた食品危害という「緩慢な自殺」を、ある程度くい止めることができた。

鐘医師は、二〇〇四年の晩春、全国人民代表として参加した広州市人民代表大会越秀《えつしゅう》区の支部討論会の席上、こう発言したのである。

「食品の安全は日増しに悪化している。このままいけば、五〇年後には広東人の大多数が生殖能力を喪失する」

メディアはこぞって鐘院士の発言を報じた。

「食品の安全性の問題はきわめて深刻な事態となっている。広州における発病率の急増加は食品の安全性に関係するものだ」

「広州における腸癌《ちょうがん》、子宮頸癌、卵巣癌の発病率が急増している。これらは農薬、添加剤、防腐剤や促成剤の過剰使用と大いに関係がある」

「近年、食品の問題はいっそう顕著となってきた。男性の精子の濃度に大きな変化が表われている。かつて精子の濃度は、五〇〇〇万（一ミリリットル当たり）から一億が正常だったのが、現在では正常でも三〇〇〇万しかなく、四〇年前の半分近くになっている。相応の解決策をと

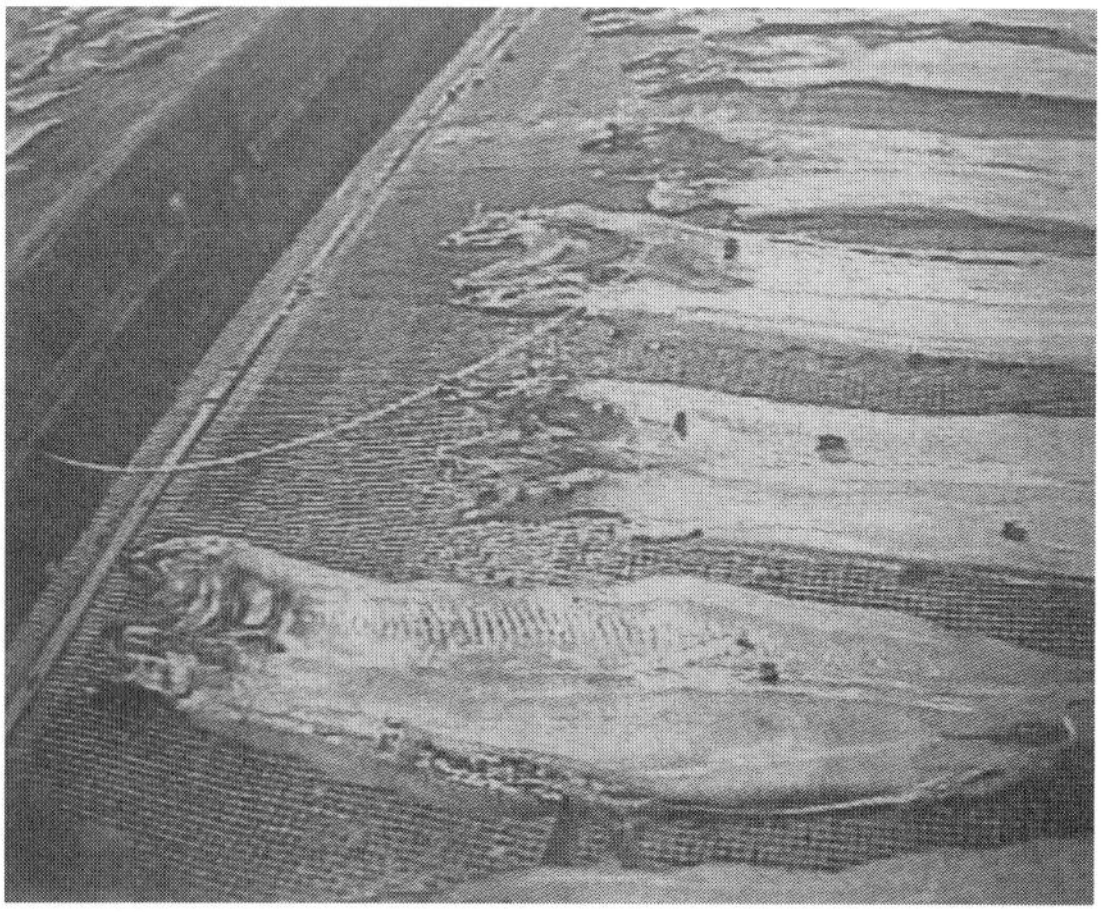

ハエがたかっている干し魚。福建省泉州市内の水産加工場にて。

らないと、五〇年後には生殖能力が失われる」

そして今では、豚肉に含まれる「瘦肉精《ソウズオチン》」（肉赤身化剤）が引き起こした中毒事件（のちに詳しく述べる）、使用基準をオーバーした蔬菜《そさい》の残留農薬、穀物食品や「腐竹《フーツー》」（乾燥ユバの一種）に含まれる「吊白《ディヤオバイ》塊《クァイ》」（ナトリウムホルムアルデヒド・スルフォキシラートの中国での俗称。建て染め染料に使われている）、水産物に含まれるホルムアルデヒドに関する新聞報道が広く注目されている。「われわれはいったい何を食べればいいのか」という人々の声は、政府当局に対する大きな圧力となっていることは間違いない。

有毒な食品は人間の健康を損ね、生命を蝕《むしば》んできた。ベートーベンの死因にまつわる話は有名だ。これまで彼の死因は梅毒によるものではないかと疑われてきた。近年、遺伝学、人類学、歴史学と法医学の研究者からなる共同研究チームの調査が、この件に関する彼の汚名をそそぐことになった。研究チームは歴史上の著名な人物五〇人の遺骨を科学的に調査して、彼らがどのような日常生活を営み、亡くなったかを明らかにすることで、歴史的評価を新たにしようと試みている。遺骨から得られる遺伝子情報によって、彼らが日々何を食べたか、どのような生活習慣をもっていたか、どんな疾病に悩まされていたかを調査するのである。

ベートーベンの死後、彼の秘書が「ベートーベンはじつに多くの薬品を服用させられたため、死を早めた」として、薬を処方した医師を名指しで非難したとも伝えられている。しかし、研究チームの調査から、ベートーベンは大量の鎮静薬や砒素を含んだ薬を服用していなかったことが判明した。また、ベートーベンの遺髪から水銀成分が検出されることもなかった。当時の梅毒治療薬には水銀が使われていたから、彼が梅毒患者だったという誤解は解かれたのである。

研究チームは最終的に、「ベートーベンはドナウ川の汚染された魚を長期間食べたために、慢性中毒にかかって死亡したと考えられる。また、その毒素によって彼の耳の機能が損なわれた可能性もある」という、すぐには受け入れがたい結論を出した。

ベートーベンの伝記を何冊か読んだが、「彼はしばしば窓辺から、酒飲み仲間でもある魚屋のクレンツに向かってあかんべえをした」のくだりがよく出てくる。ベートーベンは生涯、酒を飲み、魚を好んで食べ、風光明媚なドナウ川を愛したがゆえに、身を滅ぼしたのであろうか。

「豚肉の赤身化剤」は喘息《ぜんそく》治療剤だった

サリドマイドなどの薬害は世界規模のものであり、すでによく知られている。薬剤の副作用はしばしば服用量と比例しない。薬剤に過敏な人々は、ごく微量であっても深刻な被害を受ける。二〇〇三年に起きた「大閘蟹《ダーツァーシエ》」（江南で産する大型川カニ、俗に上海ガニと呼ぶ）騒動（後出）では、カニのなかから抗生物質のクロロマイセチンが検出されたそうだ。クロロマイセチンはほんの微量でも、人を死にいたらしめることがある。

広州市の曁《き》南《なん》大学生殖免疫研究センターの朱偉《しゅい》杰《けつ》教授は、豚肉の「痩肉精」（肉赤身化剤）について実験し、鐘南山医師の論点に有力な証拠を提供した。俗称「痩肉精」の化学名は、塩酸クレンブテロールと言い、きわめて作用の強いベータアドレナリン類似レセプター作用物質である。かつては気管支喘息用に使われたことがあったが、心臓への副作用が大きいことから使用が制限されている薬品である。

豚がこれを含んだ飼料を食べると、豚の骨格筋（赤身肉）のタンパク質合成が促進され、脂肪が減少して、赤身肉の含有率が顕著に増えることがわかった。しかし、人間がこの「肉赤身化剤」を含んだ豚肉を食べると、めまい、吐き気、手足の震え、動悸、はなはだしくは心臓の一時停止から昏迷にいたり、死亡するケースもあり、国際的にはこれを飼料添加剤とすることを禁止している。

朱教授の研究チームの実験によって、ごく微量でもラットの胚胎を異常に発育させ、最終的に退化消失させ、不妊となることがわかっている。人体に対してどの程度の毒性があるのかは、さらなる研究を待つが、受精胚胎が初期段階にある妊婦が、肉赤身化剤が大量に残留している動物の内臓あるいは肉類を摂取すれば、胚胎に危害が及ぶはずである。この肉赤身化剤は代謝も遅いので潜在毒性の反応は大きいと考えられる。研究チームは、不妊あるいは胎児の奇形化、障害化、癌化との関係を継続して研究していかなければならないとしている。

「豚肉の赤身化剤」による中毒事件には次のものがある。

二〇〇一年五月一五日、上海市金山《きんざん》区の某鎮《ぼうちん》（鎮〔ちん〕は末端の行政区画単位）の公安派出所で、一斉取締りの任務につくため、警察官二四名が集団で夕食をとり、豚足《とんそく》のジャガイモ炒めを食べた。まもなく、全員の動悸が激しくなり、手が震え、しびれ、手足が無力状態となったため、任務につくことができなくなった。

二〇〇三年四月号の『解放軍予防医学雑誌』に載った「塩酸クレンブテロールによる食中毒調査」は驚くべき内容だった。二〇〇二年七月二日、ある部隊の八〇名の兵士が食堂で昼食をとり、豚のレバー料理を食べたところ、二〇名が食中毒症状を起こした。最初に筋肉が震え、

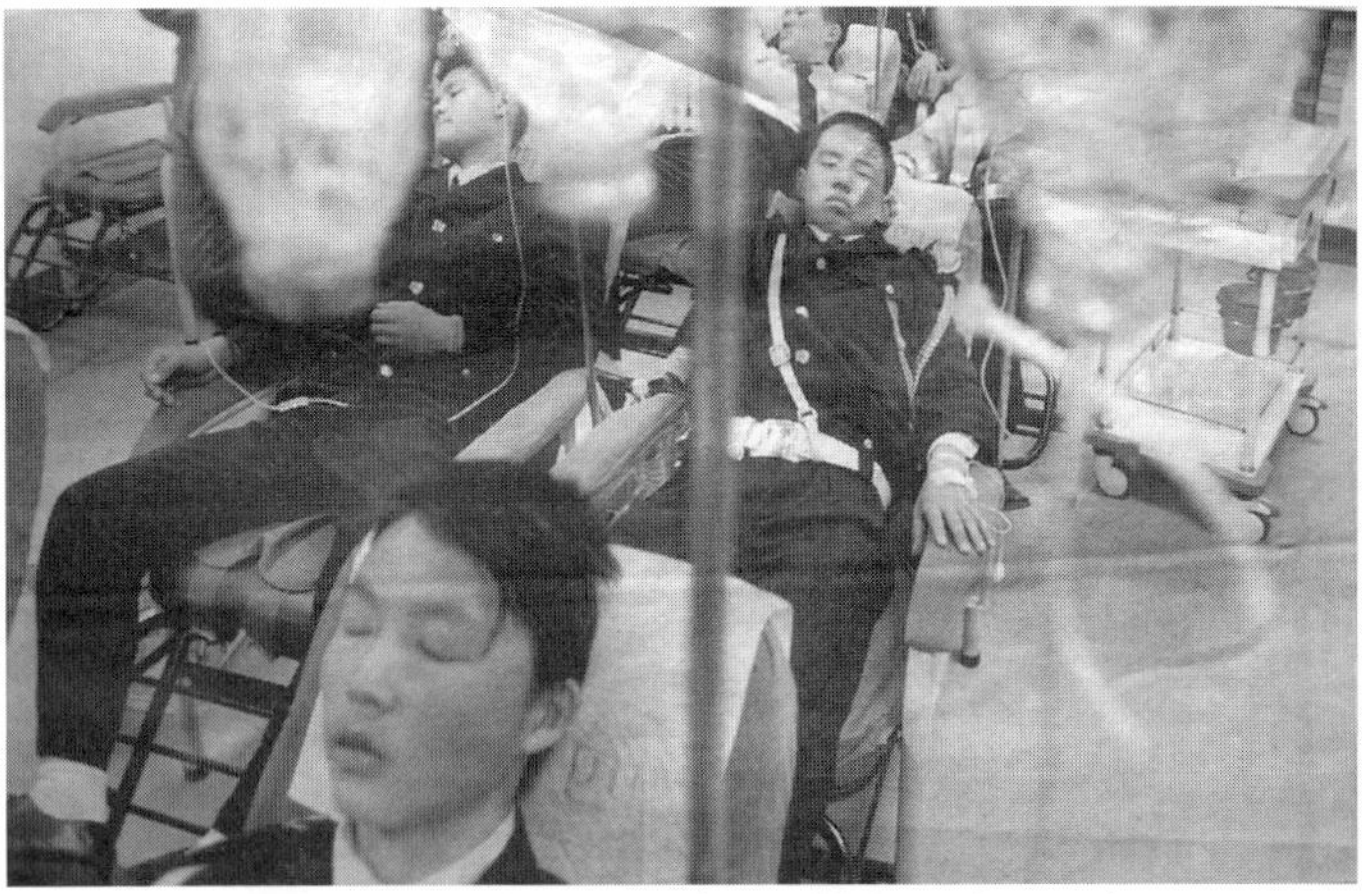

「肉赤身化剤」中毒は人を選ばない（警察、軍人もいる）。

とくに手がひどかった。次にめまい、頭痛、動悸の症状が現われた。翌日には顔面の筋肉が痛み、足が無力症状となり、嘔吐感を催す者もいた。

事件を調査すると、この食堂では主食、副食の食材はどちらも部隊の規定どおり、上級の関係部署からの調達ルートで仕入れ、豚のレバーは湯通ししたうえで炒めた由。その後、患者が豚のレバーを食べるのをやめると症状は軽減し、消えた。中毒の症状、疫病学調査、そして食堂のメニューなどを総合した結果、中毒は豚のレバーによるものと断定された。食堂に残っていた豚のレバーを分析すると、はたして一定濃度の塩酸クレンブテロールが検出された。

この中毒事件は山村の僻地《へきち》や街の料理屋で発生したのではなく、管理と警備が厳格で、鋼鉄長城ともいわれている軍営で発生したという点に事態の深刻さがある。

二〇〇六年九月中旬には、上海で大規模な豚肉の赤身化剤の中毒事件が発生した。浙江省海塩県から上海浦東上農卸市場に運ばれた一八六頭分の豚肉が疑われた。この豚肉と内臓は上海の六十数カ所の市場に出荷されたが、九カ所の地区で三三六人が中毒症状を起こしていたのだ。概算による統計では、一九九八年以来、上海では一八件にのぼる肉赤身化剤中毒事件が発生し、中毒者数は千七百数十名に達し、死者一名を出している。上海市食品薬品監督管理局安全監督処の責任者は、「現行の豚肉流通の管理体制は六〇年代のそれを踏襲しており、獣医衛生検査試験の規則には、豚の飼料添加物の残留量は強制的な検査項目に入っていない」と語った。

中国最大の都市、上海でさえこのありさまである。私は二〇〇四年に肉赤身化剤を検出測定する設備の専門メーカーを取材したことがある。同社の機材および関連商品は各地でよく売れているが、上海市場にだけは導入されていなかった。その理由を訊くと、営業部員は憤慨した口調でこう言った。

「上海市場が大規模ということで、上海市政府管理担当役人が法外なコミッションを要求してくる。わが社は損をしてまでも入れるつもりはない。まったく腹黒い連中です」

【訳注】二〇〇七年、中国国家食品薬品監督管理局の鄭篠萸《ていしょうゆ》局長が汚職のかどで逮捕され、五月二九日に死刑判決を受け、七月一〇日に執行されたと報道された。

恐ろしい事件が起きている

二〇〇五年、二〇〇六年に起きた食品の安全にかかわる大きな事件を列挙してみる。

1　二〇〇五年一月二八日、江蘇《こうそ》省質量（品質）監督検査検疫局は、二度にわたって如皐《じょこう》市磨《ま》頭《とう》鎮韓《かんと》渡村を急襲、ニセ酒事件一〇八件を捜査し、処罰した。ニセ酒製造企業三一社、地下密造アジト六七カ所、販売所一〇カ所がこれにかかわっていた。ニセ酒には、茅台《マオタイ》、五糧液《ウーリヤンイエ》、勁酒《ジンチユウ》などの中国の有名ブランド酒が含まれていた。

2　二〇〇五年三月五日、広東省質量監督検査検疫局は、メディアに緊急通報した。「〈亨氏中国〉ブランドの広州生産基地で生産された『美味源牌金麦桂林辣椒醤《ラーチヤオチヤン》』に『蘇丹紅一号』（スーダン・レッド一号。発癌性のある合成染料の一種）が含まれている疑いがある」。〈亨氏〉は「ただちに調べたところ、該当する辣椒醤は二〇〇三年七月七日に製造したもので、合計二七二箱、六五二八瓶あった」と回答した。

3　二〇〇五年三月一四日、〈グリーン・ピース〉国際環境保護チームは北京で記者会見を開き、「卡夫《カーフ》広州食品有限公司が生産する楽之《ローツ》サンドイッチ・ビスケットには、遺伝子組み換え大豆の成分が含まれている。同社製品の原料には、ヨーロッパ市場と基準の異なる〈ダブル・スタンダード〉が採用されており、中国の遺伝子組み換え食品に関する規定に従ってラベルを貼っていない。中国の消費者の利益を侵害するものだ」と告発した。

4　二〇〇五年三月一六日、ケンタッキー・フライドチキンは、「最近発売したフライドチキン製品の調味料に、発癌性のあるスーダン・レッド一号が含まれていたことがわかった。これらの製品はすべて廃棄し、販売を中止したので安心してください」と発表した。ところが翌日、同社は再度当局から注意を受けた。同社は問題を原料供給会社側に押しつけたことから、全国のファストフード店は再び大規模な検査を受けることになった。

5　二〇〇五年五月二五日、浙江省工商局は「黒龍江省〈双城《そうじょう》雀巣《ネスレ》〉有限公司が製造する『雀巣牌成長3プラス』の粉ミルクのヨード含有量は、基準を大幅にオーバーしている」と公表した。（ヨードは毒物ではない。当局のかたくなな取締りで、ネスレは大損害をこうむった）

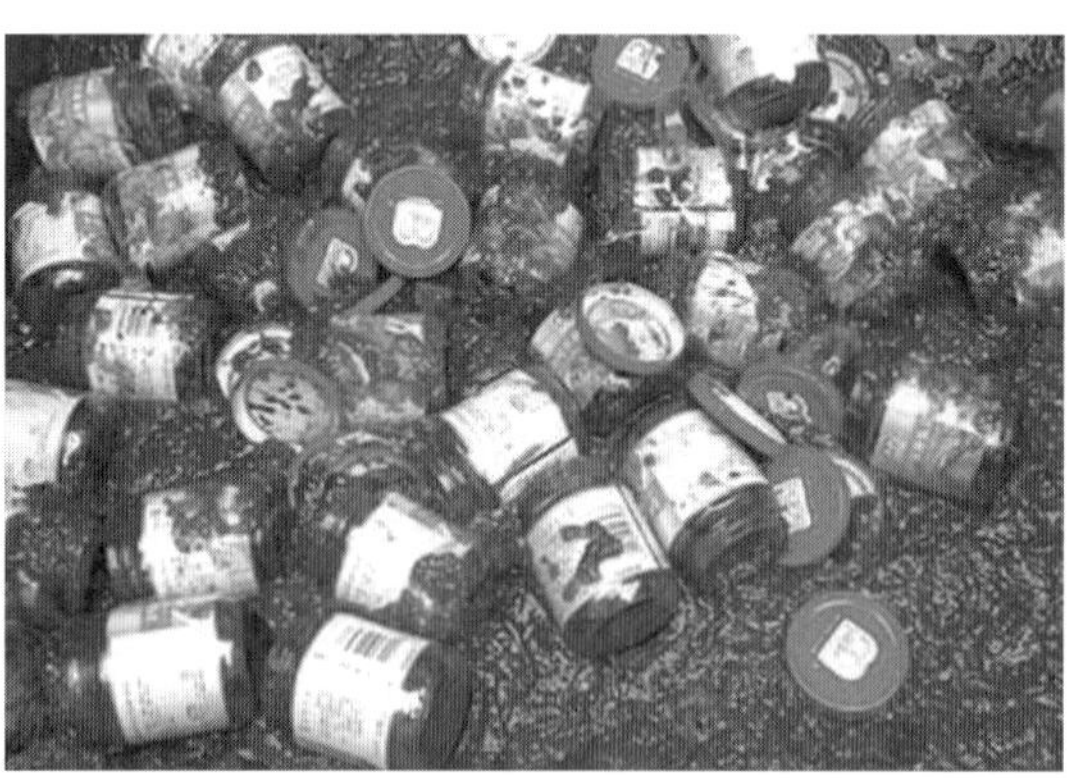

スーダン・レッド過剰添加の「辣椒醤」（とうがらし調味料）

6　二〇〇五年六月五日、河南テレビの再現番組が、河南省鄭州《ていしゅう》の「公明牛乳」の売れ残り牛乳を再加工して販売した事件を放送した。その後、杭州、長春のメーカーで同様の事例が発覚した。

7　二〇〇五年六月一六日、深圳《しんせん》市質量技術監督局が、「ある地下工場が有名な哈根達斯《ハーゲンダッツ》ブランドのアイスクリームケーキを製造している」との通報を受け、現場に駆けつけて調べると、許可証なしのこのヤミ工場は、正真正銘の同ブランド経営店の加工工場だったことがわかった。

8　二〇〇五年七月一九日、北京市工商局部署は、「浙江『一品得』の商標が『品品得』という名の茶芸茶道チェーングループに無断使用されている」との通報を受けた。調査の結果、大がかりな有毒茶葉の違法訪問販売事件を摘発するにいたった。高濃度のＤＤＴ農薬が残留する「品品得」の緑観音茶葉（不合格品）一箱四四八グラム詰が一九八〇人民元（三万円相当）で売られていた。

9　二〇〇五年九月六日、全国の月餅《げっぺい》（中秋節前後に食べる焼き菓子）品質発表会上において、国家質量監督検査検疫総局は、市販されている月餅のなかでラベル表示不合格とバクテリア不合格の問題があるいくつかのブランド名を公表した。

10　福寿螺《フーソウロー》（淡水タニシの一種）に寄生する広州管円線虫病事件。二〇〇六年六月二四日、北京友誼医院で線虫病患者第一号が受診した。その後次々に患者が現われたが、いずれも高級レストランで寄生虫処理が不充分な福寿螺を食べたことがわかった。八月二一日までに北京全市で同じ病例は七〇件に達した。

11　豚肉の肉赤身化剤事件。二〇〇六年九月一三日以来、上海市で豚肉と豚の内臓を食べた者に肉の赤身化剤食中毒に類似した症例が多発し、一六日までに延べ三〇〇人が受診した。

12　二〇〇六年一一月一二日、「紅心鴨蛋《ホンシンヤータン》」（赤い卵黄のアヒルの卵）の赤味を増すためにスーダン・レッドを餌に混ぜたアヒルの卵が北京の市場に出た。河北省白洋淀国華禽蛋加工廠が生産する「紅《ホン》心咸鴨蛋《シンシエンヤータン》」（塩漬けの赤い卵黄卵）からスーダン・レッド四号（工業用合成赤色染料）が大量に検出された。

13　「多宝魚《ドバオユ》」（イシビラメ）に使用禁止の各種抗菌剤が検出。二〇〇六年一一月一七日、上海市は養殖イシビラメ（氷詰めしたものと活魚）の抜き取り検査の結果を公表した。三〇件のサンプルすべてにニトロフラン類（有害といわれる抗生物質）を検出。一部サンプルから孔雀石緑《マラカイトグリーン》（合成抗菌剤で発癌性、催奇形性あり）、エンロフロキサチンとシプロフロキサチン（ともに合成抗菌剤）、クロロマイセチン、エリスロマイシン（ともに抗生物質）など使用禁止薬品の残留が検出された。また残留テトラサイクリン（抗生物質）が基準をオーバーしているものもあった。

14　ナスに合成色素を着色。遼寧省《りょうねい》瀋陽《しんよう》の野菜市場で買ったナスを水洗いしたところ、手が紫色になった。未熟のナスに着色されていたのだ。この合成色素は喘息、喉水腫《こうすいしゅ》、鼻炎、ジンマシン、皮膚のかゆみや神経性頭痛などのアレルギー症状を引き起こすものである。

ニューヨークのトランス脂肪禁止と中国の「地溝油《テイゴウユウ》」や有毒食品

●二〇〇六年一二月二三日、ワシントン発の報道

トランス脂肪（食品添加剤）の使用禁止の先例をつくる

「ニューヨーク市政府は来年（二〇〇七年）七月から、市内のレストランで逐次トランス脂肪の使用禁止を始める」というニュース、そして「中国の『地溝油』と抗菌剤含有魚」について述べる。

一二月六日付『ニューヨーク・タイムズ』の健康ページに、「ニューヨーク、レストランでのトランス脂肪使用を逐次、禁止」という見出しで、次のような記事が載っていた。

「昨日、ニューヨーク市衛生当局は、レストランでの調理のさいのトランス脂肪使用禁止に関する法案を可決した。アメリカの大都市では初めて。同法規は飲食業の売上げに影響を与えることから、飲食業界では、トランス脂肪の使用は連邦政府の食品医薬品局（ＦＤＡ）が許可したものであり、市政府の新法規は越権行為だとして反対を表明した」

なぜニューヨーク市政府はトランス脂肪の使用を禁止するのか。トランス脂肪とは、植物油

に人工的に水素を添加したものだ。酸化による変質はないという特性があることから、フライを高温でパリパリに揚げることができ、フライドチキン、フライドポテト、菓子などの調理加工に便利である。しかし近年の研究では、トランス脂肪は人体内のコレステロール値を高めることが明らかになり、使用規制が唱えられたのである。

奪いあうゴミ――「地溝油」

さて、ニューヨーク市政府が市民の健康を心配し、あえてトランス脂肪の使用禁止法規をつくったのと対照的なのが、中国の新聞にしばしば報道されている「地溝油」だ。

現代漢語辞書には「地溝油」は収録されていないが、この言葉は中国の食品業界、そして庶民の日常語となっている。

中国の食品医療ウェブサイトでは「地溝油」を次のように定義している。

「下水溝または排水溝にたまった脂っこい浮遊物、あるいはホテルやレストランの残飯（これを泔水《ガンスエイ》と通称している。生ゴミ）に簡単な加工処理をほどこし、抽出してできた油を指す」

「地溝油」はいまや非常に売行きのよい特殊な商品だ。かつて地方メディアの『厦門《アモイ》日報』が、「すさまじい地溝油の争奪戦」の見出しで報じたことがある。「地溝油」を競って獲得するために暴力沙汰となるのは、厦門では珍しいことではないという。過去には廃油を盗んだり回収することはあったが、今ほどひどくはなかった。現在では利益が上がるとあって、一部の人々が血眼になっている。どれほどのウマミがあるのか、厦門のケースを見てみよう。

厦門のあるメディアの報道によれば、厦門には「泔水」（生ゴミ）を出す場所が全部で一万軒近くもある。毎日出る生ゴミの量は、少なく見積もっても二八〇トン以上ある。この生ゴミには少なくない油脂が含まれている。また厦門の飲食店が毎年、下水道に流している廃棄食用油脂は三〇〇〇トンはあろう。この油脂を最低キロ当たり二元として計算すると、毎年六〇〇万元を下水道に流していることになる。この六〇〇万元のビジネス・チャンスは、一部の連中にとって、「砂金掘り」の格好の対象となるのだ。

「地溝油」の争奪は厦門に限ったものではない。その他の都市でも熾烈になっている。新華社は、「大連：地溝油はこうして食卓にのぼった。記者が地溝油『生産フローライン』を秘密取材」の見出しで、大連の「地溝油」の現状をこう報道している。

大連の多くのレストランでは、こうした「油浚《さら》い」業者を歓迎している。彼らに引き取ってもらえば、ゴミ出しをしないですむし、下水道が詰まるトラブルもなくなるからだ（ホテルからの地溝油には糞便が混ざっているのもあるそうだ）。

大連には、生ゴミの引き取りから抽出処理、卸売りまでのラインのヤミ拠点ができている。製品も等級付けされている。いい「地溝油」の多くは、小料理屋や営業ライセンスのない「油《ユウ》条《ティヤオ》」（中国式揚げパン。伝統的に、中国の庶民は朝の軽食としてこれを豆乳に漬けて食べる）屋台、「麻花《マーホア》」（メリケン粉をこねて細く切り、二、三本ねじりあわせて油で揚げたもの）屋台などに流れるか、サラダ油に変えて再使用する。その他は外地の食品生産工場や加工業界に流れてゆく。

新華社はこのほかに、「南京には恐ろしい地溝油が一万斤（五〇〇〇キロ）も出た。原料はポリ袋と廃油だ」との記事も付け加えている。

「ゴミ油」俗称「地溝油」は、きわめて品質が悪く、非常に不衛生な非食用油である。そこに含まれた毒素は、河川に流せば河川水の富栄養化をもたらし、食用すると白血球と消化管の粘膜を破壊する。食中毒や、はなはだしくは癌を引き起こすことは、中国のメディアも認めている。

不法分子は長らく、下水道や生ゴミから抽出したゴミ油を、低価格食用油として料理屋に売ってきた。内情を知る民衆は、いまや中国の伝統的な食べもの、「油条」を食べるのをやめている。

抗生物質汚染魚を食べて病気を治療する

最近、「病気になったら、魚を食べよ」との驚くようなニュースが入ってきた。海外の中国語メディアが、ごくふつうの市場の光景を次のように報じている。

七〇歳過ぎと見える李《り》おばあさんが、屋台の前に立っている、短パンに上半身裸、腰に汚らしい防水布を巻いた男に向かって大声で話しかけた。

「孫の咳が何日も止まらないの。熱もあるし、どうしたらいい？」

男は、おばあさんに向かって自信たっぷりに答えた。

「おばあちゃん、前のときは桂花魚（メバルの一種）を孫に食べさせたんだったな。あれは淡水魚だからテラマイシンしか入っていない。すぐには効かないよ。あれだと何匹も食べさせなくちゃいけないな。それじゃあ、多宝魚（イシビラメ）はどうかな。こっちは塩水魚だ。ちょっと高いよ。だけど抗生物質はいっぱい入っている。ニトロフラン類に、クロロマイセチン、シプロフロキサチン、エリスロマイシン。きっと効果てきめんだよ。さあ、目方をはかってあげよう」

記者は、この話は作り話ではないと断わっている。中華民族の誇りの一つとされた在宅治療、飲食によって健康を守る「中医薬膳」（中国医学の薬膳）は「時代とともに進歩」し、ついに「西医薬膳」（西洋医学の薬膳）に発展してしまったのだ。

利益のために安全を軽視する養殖業者

内外のメディアで、「多宝魚」をめぐる騒ぎが大きく報道された。イギリスのＢＢＣは、上海のマーケットで売られている「多宝魚」に薬物残留が検出されたあと、全国各地でこの問題が起きていると報じた。

中国のメディア報道によれば、上海の一部水産市場では「多宝魚」の販売を停止した。杭州その他の都市でも、山東省日照産の「多宝魚」の販売を禁止した。北京をはじめとする多くの都市も市販の「多宝魚」の検査を進めている。中国のウェブサイト「捜狐《ソウフウ》」の「健康ページ」は多宝魚を特集し、山東省日照に近い膠南《こうなん》市にある漁業用薬品販売業者のコメントを伝えている。

「中国の大部分の水産品養殖には抗生物質が使われている。水産養殖には大きな資本投下をしなければならないが、魚やエビの病害がいったん起きると全滅状態となる。莫大な損失を被ることから、養殖業者は大なり小なりクスリを使う。クスリの種類は、何を養殖するかによる」

中国食品安全検察部門が検査した「多宝魚」のなかで、含有量が最も多いのはニトロフラン類の薬品だ。この薬品は内外で漁業用の使用が禁止されている。これを長期にわたって多量に摂取すると、癌を引き起こす可能性があるからだ。

このほか、魚の見栄えをよくするために、「孔雀石緑《マラカイトグリーン》」が加えられる。これは染料でもあり、殺菌剤でもある。かなり高い毒性と残留性をもっており、長期間服用すると癌や奇形、遺伝子の突然変異などを引き起こす。人体に有害な物質である。また魚肉に含まれる抗生物質には、エンロフロキサチン、シプロフロキサチン、クロロマイセチン、エリスロマイシンなどがある。

消費者が食品を通してこれらを長期間、微量摂取すると、抗生物質の効果を低下させる。

■日増しに深刻化する中国の農地汚染

●二〇〇七年四月一〇日、ワシントン発の報道

中国の農地汚染は日増しに悪化する一方だ。これが農産品、とくに糧食に深刻な危害を与えている。石炭が主な汚染源だ。また、都市の企業が排水施設のない農村に工場を設置したことも汚染の元凶である。

新華社の報道によれば、汚染物質は中国の農地一〇〇〇万ヘクタール以上、すなわち農地の一〇パーセントを破壊している。中国のエネルギーの七〇パーセントは石炭に依存し、石炭の燃焼量は毎年二〇億トンを超え、大気中に約二〇〇〇トンの水銀を放出し、これが最終的には土壌にしみこむのである。

『中国日報』の報道によると、国家環境保護局は二〇〇六年七月から、いくつかの主要な食糧生産区と工業区で初の土壌調査を行なった。その結果、重金属の土壌への浸透によって、毎年一二〇〇万トンの糧食が汚染され、これがもたらした直接的な経済的損失は二〇〇億人民元（約三兆円）を超えている。また、『東方遼望』誌の報道によると、糧食だけでなく、果物や野菜も

土壌中に含まれている過剰な硝酸塩に汚染されている。

アメリカのある教授の指摘によると、農地汚染のもう一つの要因は郷鎮企業である。もともと都市にあった化学工業・重工業の加工工場が次々と農村に移転している。現在、比較的深刻な地域は、長江の三角州と珠江《しゆこう》の三角州地帯である。都市にあったときから下水道などの工場廃水問題を起こしている工場は、農村に移転すると、こんどは工場排水を河川に流し、これが農地汚染を広めている。

新華社は、中国環境保護局長、周生賢《しゆうせいけん》の談話を引用して次のように報道した。

「中国の直面している深刻な土壌汚染は、環境、生態系、食品安全、人民の健康と農業の持続的な発展を危うくさせている。中央政府は土壌調査に一〇億人民元を拠出し、土壌汚染の予防改善計画の策定を来年（二〇〇八年）までに完成させる」

公金で飲み食いする党幹部たち

「食」に関しては、もう一つ別の問題がある。

はるか昔から中国では、食い意地の張った君主や高官、官吏たちが政権を蚕食《さんしよく》した例は枚挙にいとまがない。清朝末期の西太后が八カ国連合軍に追われて西安へ避難する途上で、一回の食事に純銀数百両が支払われたそうだ。また歴代の高官が「食」を貪ったために官職をふいにした話も数えきれないほどある。いまやありふれたものとなった「宮府宴」「宮廷宴」と称するグルメ料理も、食いしん坊にかこつけて演出された腐臭文化だ。巷間、広く伝わっている「食いすぎて共産党員の気質・風紀を壊し、飲みすぎて胃を壊す」たぐいの俗謡は、一般庶民の「食いしん坊」への批判ともいえる。

こういう新聞記事を読んだ。広東省の西にある呉川《ごせん》は、教育費のやりくりもつかない貧乏県の小さな市だが、国家審計署（会計監査院）の広州駐在特派員事務所が教育局の財務状況を監査したところ、経費と称して六〇〇〇万元（九〇〇〇万円相当）の大穴を空けていた。わずか一年半のあいだにその大部分を食費として使いこんでしまったのだ。役人たちは「サイン一つで食事ができる食堂」を設け、そこで毎日飲み食いし、その食事券を使って好き放題に現金を引き出すという狂乱ぶりだった。私自身、国家監察部からこんな話を聞いている。二〇〇三年、全国で課長級以上の幹部一一二八名が公金による飲食を監査され、処罰を受けたそうだ。公金による飲食腐敗は、一年間でＧＤＰ（国内総生産）のうち二〇〇〇億元（三兆円相当）にのぼると計上されている。

ネット上では若者たちが、わが国はこんなに大国なのに、空母一隻も持っていないとは情けないと憤っているが、彼らは二〇〇五年に全国協商会議の席上でとりあげられた話題を知らないのだろう。公金による公用車の経費と飲食で年間、アメリカの航空母艦〈リンカーン〉三〇隻分が費消されているというのだ。具体的な数字を挙げると、一九九〇年代の後期、全国の公用車は三五〇万台で、年間約三〇〇〇億元を使い果たしている。これに前述の飲食代二〇〇〇億元を加えると、合計五〇〇〇億元（七・五兆円相当）になる。アメリカの〈アイゼンハワー〉のような大型空母でも一隻の建造費は二一億米ドル（当時のレートで一六八億元相当）であり、われわれ中国の政府高官と役人は、公用車に乗り、公金で飲み食いしてアメリカの空母三〇隻分を使ってしまったというわけだ。

　中国のことわざ「針先ほどの穴から桝《ます》ほどの大きな風」（問題が小さくても大きな影響をもつ）のたとえどおりである。

第2章

豚の赤身肉が「妖怪」になるまで

中国人の赤身肉嗜好が、ひたすら利益を追求する商人を狂わせた結果、世界一の豚肉生産国、中国の豚肉が汚染されてしまった。

有毒性に知らんぷりの農民たち

豚の「瘦肉精《ソウズオチン》」（食肉赤身化剤。第1章参照。以下「肉赤身化剤」とする）について、二〇〇五年四月のある日、中央機関の某食品安全担当官が「笑うに笑えない」話をしてくれた。

中国中部の省クラスの役人が、農業を主管する中央の高官を省内の養豚農家に案内した。囲いの中を見ると、毛並みに光沢があり、臀部が太り、人目を引く豚と、ごくふつうの豚がいた。高官は二種類の豚を飼っているわけを尋ねた。すると農民はこう答えた。

「見た目にいいのは肉赤身化剤の飼料を食わせたヤツです。肉の色つやがいいんで、もっぱらマチの人たちに売るため。ふつうの豚は自家用ですよ」

高官は驚いて「肉赤身化剤が人体に害があるってことを知っているのか」と訊き返すと、「知ってますよ。でもマチの人間には公費の医療があるから、大丈夫でしょう」と答えたというのである。

省クラスの役人が公開の場で肉赤身化剤の問題に言及したのは、二〇〇一年八月二二日、中央テレビの司会者、王《おう》が、福建《ふくけん》省長に就任してまもない習近平《しゅうきんぺい》（抜擢されて二〇〇七年三月上海市党委書記、実質市長に就任した）を

「食品汚染」についてインタビューした番組のなかだった。当時、最年少の省長だった習近平(ふくしゅう)は、一月二七日にテレビに向かって率直にこう語っていたのだ。

「私が福州《ふくしゅう》に着いて最初にしたのは、ちゃんとしたレストランを見つけることでした。正直な話、今、ものを食べたり飲んだりするのはじつに煩わしいことです。コメを食べるときは有毒米かどうかを心配し、野菜を食べるときは残留農薬を心配しなければならないんですからね」

王司会者は、福建の肉赤身化剤の問題は、現在どうなっているのかと訊いた。

「この薬品は、当初、科学的な研究を広めるものの一つとして使われたそうです。私の友人に画家がいるんですが、彼は豚のレバー料理が大好きで、酒の肴はきまって豚レバーでした。ところがあるとき、絵筆を握る手が震えだし、描けなくなったというのです。病院で診察してもらった結果、肉赤身化剤、つまり塩酸クレンブテロールが原因だとわかりました。その後豚レバーを食べるのをやめたら、よくなったそうです。肉赤身化剤は非常に危険なものだと思いますよ」

習省長は続けた。

「私たちは、外国から検査機器設備を入れました。一台二十数万元（約三〇〇万円）もしますが。この機械は尿サンプルで調べますが、陽性と出れば塩酸クレンブテロールが含まれていると判断できます。私たちは今、近代的な屠場を建てています。全国で初めてです。屠場をコンピュータ化して、毎日、屠畜する豚の頭数、市場に流れる頭数を随時、検査センターにフィードバックします。ラインの数より多くの頭数が出たら、ヤミとわかり、追跡調査できます。私たちは各クラスの役所に法遵守を強化せよとハッパをかけているところです」

脂身の厚い豚肉を食べるのが「特権」

ＦＡＯ（国連食糧農業機関）の統計によると、二〇〇一年の中国の豚肉生産高は四二四〇万トンで、世界豚肉総生産高の四六・一パーセントを占めているという。名実ともに豚肉生産大国である。

「肉食者」もしくは「食肉者」の二つの言葉は、古来、運を天にまかせて暮らす稲作世界のなかで、誤った解釈を含めて、食べる対象から、身分等級、社会的な地位、階層など豊富な意味があり、多くの古典に見ることができる。

たとえば、長いこと人口に膾炙《かいしゃ》している「豚肉の皮がなくなった」の故事がある。見栄を張る貧乏人がいて、毎日糠《ぬか》と野菜の粗食をしていることを人に知られるのを嫌っていた。たまたま一切れの豚肉の皮を手に入れたので、それを玄関の後ろに吊るし、毎日出かける前に唇をなめていた。人はそれを見て、豚の脂で唇が光っているのだ、毎日肉を食べているのだと思い、彼の面子《メンツ》が立つというのだ。ところがある日、その肉皮を野良猫が取っていってしまった。食肉はたしかに中国の庶民たちが価値判断する「晴雨計」になっている。

「肉」にまつわる私の思い出はこういうものだ。

私の従兄《いとこ》は幸運にも「五・七大学」（文革中の一九六八年五月、毛沢東の五・七指示を記念して設けられた幹部の思想改造用の集団農場）に入ることができた。当時私は、このことの重要性は少しもわからなかったし、彼は数カ月間、豚に餌を与える仕事をしただけで卒業した。しかし、それ以後、彼は同族からほめられ、周囲からもちやほやされるようになったことだけは、五、六歳だった私にも実感できた。

彼は供給公社の肉食組に入り、「肉券」なしでも豚の頭、足、臓物が買えるだけでなく、豚肉の一番いいところ、つまり首部の脂身の厚いトロ肉を買えたのだ。当時は飢餓の時代だった。「肉券」で赤身の肉を買う人は面子も立たず、能力がない者と見られていた。私も従兄の恩恵を受けた。正月が近くなると、父親は従兄に頼んで金銀よりも貴重な「肉券」で最高の脂身のある豚トロを買ってもらったのだ。わが家では、その豚皮で豚皮ゼリーをつくった。今でも思い出すとヨダレが出そうになる、忘れられない味だ。

脂身は油を搾《しぼ》りだし、カスは饅頭《マントー》や餃子の具に使った。従兄はのちに地元のすごい美人を嫁にもらった。この婚姻はどうも従兄の「特権」と関係があったらしい。さもなければ、九〇年代に入り、すでに二児をもうけていた兄嫁が従兄と離婚するはずがない。一時は栄光に包まれていた従兄は、その後精神を病んでしまった。

■一九八〇年代から養豚の時代へ

一九八〇年代に入ると、わが中国農民にとって本当の解放、本当の社会変革の時代がやってきた。これも「豚」と切り離して考えられない。あの農家経営請負制が興ってくると、中央政府は三十数年間、農村で維持してきた大方針、「糧を原則とする」を「養豚を原則とする」に修正したのだ。この一見目立たない変更は、階級闘争の考えやその背景を終わらせたばかりか、さらに重要なことは、この農村の産業構造のマクロ調整が、中国人の飲食、社会形態に予期せぬ変化をもたらしたことである。

それが顕著に現われたのは、一九八〇年ごろ、中央から地方まで次々と現われた「豚比べ会」だ。国慶節や重要な祝祭日には、各地の町で地元で最も肥えている豚に赤いタスキをかけ、行列のなかで担いで見せびらかすのである。当時、農村で最も人々の心を奮いたたせたのは、どこそこの家の豚が八〇〇斤《きん》あるいは一〇〇〇斤（約四〇〇キロと約五〇〇キロ）を超えた、といった話だ。かつて農村生産隊の集団養豚では、百数十斤でも太らせた豚と言われたのが、たちまち数百斤から一〇〇〇斤となった。このような変化が農民の収入や暮らしに根本的な変化をもたらしたのである。

八〇年代に関中（陝西省渭河流域）の農村で流行《はや》った民謡「一台の車に二つの籠、収入は胡耀邦《こようほう》サマ（当時の党総書記。一番エライ人を意味する）より多い」がその証拠だ。一台の車に二つの籠とは、農民たちが自分で食べきれない豚肉を自転車の両脇の籠に入れ、西安をはじめ付近の町の朝市に運んでいって商売していたことを指す。「胡耀邦サマより」とは、精神の解放と個性の発揮の明らかな証拠だ。それは富を肯定し認めることを意味する。つい二、三年前、毛沢東や華国鋒《かこくほう》（毛沢東死後の後継者）を超えるといったら、首が飛ぶ反革命のスローガンや標語と決まっていた。八〇年代以降の短いあいだは、農民にとっても中国にとっても、じつにうららかな日々であったと思う。

赤身肉が好まれるようになって何が起こったか

国家統計局の資料によれば、二〇〇三年一月から五月までの、毎月一人当たりの豚肉消費量は一・七八キロ、肉禽類消費量に占める比率は六二・二三パーセントであった。一三億の人口をもつ中国では、年間一人当たり平均食料消費量は、穀物が二〇〇キロ余り、蔬菜《そさい》は一〇〇キロ余り、肉類は二十数キロである。

農村の産業構造の調整によって、中国の肉類産品の生産量は世界の注目を浴びはじめる。一九八〇年に豚肉の生産高は国内の肉類総生産高の八八・八パーセントを占めるようになり、八五年、禽卵生産高はアメリカを超え、世界第一位となった。一九九〇年には肉類の総生産高もアメリカを超え、肉類の世界最大生産国となった。八八年から九八年までの一〇年間で、中国の肉食消費量は倍増した。中国人民は「草食性動物」から「肉食性動物」へと変わっていったと冗談めかされた。

量的変化はむろん質的変化をもたらす。中国人の豚肉に対する需要は「愛肥嫌痩《アイフエシエンソウ》」（脂身肉を好み、赤身肉を嫌う）から「愛痩嫌肥《アイソウシエンフエ》」（赤身肉を好み、脂身肉を嫌う）へと転化しはじめた。北京を例にとると、六〇年代では厚い脂身肉が一級品であり、一斤（五〇〇グラム）の単価は〇・九五元、脂身中等肉が二級品で一斤〇・八四元、脂層が一ミリ以下の肉は三級品で一斤〇・七五元であった。これが八〇年代はじめになると、北京ではまだ脂身肉のほうが高かったが、香港では赤身肉一斤が一一香港ドルで売れているのに対して、脂身肉一斤は〇・八香港ドルにまで下がり、その差は一〇倍以上に開いた。現在の北京市場では、赤身肉一斤八元前後に対し、一斤二、三元もしない脂身肉を買う人はわずかという変わりようだ。

だが、赤身肉タイプの豚を養殖する場合、子豚から成豚までのコストは、ふつうの豚に比べて相当に高く、良種の子豚の購入費と養殖期間のコストを考えると、養豚家にとってはコスト割れと言われている。ところが、出荷の一〇日から二〇日前にふつうの豚に肉赤身化剤を使うだけで、赤身肉タイプ豚に「速変」するのである。肉赤身化剤のコストは豚一頭わずか八元なのに、利益は二二元（赤身肉タイプの豚は、キロ当たり〇・一元高く買ってくれるので、一頭二二〇キロとして）に達し、利益率は二七五パーセントとなる。仲買業者も、見栄えよく、売行きのいい赤身肉タイプの豚だけを指定買いするようになった。なかには肉赤身化剤をみずから携えて養豚家にやってきて、「青田買い」をする仲買人も出てきた。

あのマルクス大先生の名言を思い出す。適当な利潤があれば資本（投資）は大胆になる。資本は、一〇パーセントの利潤があれば、いたるところで投資される、二〇パーセントなら暗躍してくる、五〇パーセントなら危険を冒す、一〇〇パーセントになると一切の法律を無視する、三〇〇パーセントとなれば、たとえ絞首刑になろうと、犯罪を犯す……。わが赤身化剤使用による利益率は、マルクス先生が決めた最高枠と、わずか二五ポイントの僅差だ。このような暴利を貪ることができるかぎり、その流行が狂乱と異常にならないはずはないだろう。

スペインで初めて発生した食中毒事件

八〇年代初頭のアメリカは、上昇期を迎えていた。国全体が希望と創造の欲望に燃えた時代であった。バイオテクノロジーやコンピュータが稼働し、胚胎細胞から完全なクローンガエルが創り出された。科学濫用に対する人々の警戒心はゆるんでいった。

このような時代背景のもと、アメリカの某企業で日夜研究に励んでいた若い研究員が、誤って塩酸クレンブテロールと称する粉末を豚用の飼料に入れてしまった。そこに奇跡が起きた。続いて牛の飼料にも入れてみた。その結果、利潤の最大化に基礎をおく産業と資本が手を組み、一本の鎖となり、世界の豊かな地域から世界各地へと延びていった。

これを発明した企業、創業企業は一時期、大いに儲かった。やがて思いがけない事件が続発した。最初に起きたのは一九九〇年三月、スペインでのことだ。四三軒の家庭の一三五人の男女がほぼ同じ時間、同じ場所で、好物の牛レバースープを食べてほどなく、集団中毒にかかったのである。程度こそ違うが、全員が心臓の動悸が早くなり、筋肉が震え、頭痛、吐き気を催し、体が熱くなったり寒くなったりという症状が現われた。この事件は、一時期、ヨーロッパを席巻した「狂牛病」よりも恐れられた。続いて三月から七月までに、スペイン中部で中毒事件が一二五件も発生した。九二年一月から九四年までに、スペイン北部で三五九件の中毒事件が起き、二三二人が被害に遭った。うち約九七パーセントの人たちが豚レバーの料理を食べていた。九五年にはイタリアで一六件、フランスで二二件の同様の食中毒事件が発生した。

スペインの事件から二年後に肉赤身化剤を導入

欧米の科学者たちが「肉赤身化剤」の危険性について対応しはじめたころ、スペインの最初の牛レバースープの集団食中毒事件発生から二年後に、中国では一部の学者たちが「豚の赤身肉の転化率を高める科学技術の成果」として肉赤身化剤を採り入れた。そして、中国沿岸地区の飼料加工工場と養豚専門業者にこれを大々的に広めた。当時もその後も、もっぱら肉赤身化剤のプラスの効果を紹介しただけで、それがもたらす危険性には一切触れず、使用禁止の調査状況も表示しなかった。一九九六年に、イタリアで大規模な肉赤身化剤添加の牛レバーと牛肉の集団食中毒事件が起きたことを知っていたにもかかわらず、なおも肉赤身化剤使用による利益しか考えていなかった。

私の周囲でも肉赤身化剤の被害者が出ている。二〇〇五年七月、友人の娘が大学受験を控えた三日前、母親が肉のスープを飲ませたため、中毒症状を起こして一年に一度の大切な受験をふいにしたのである。

ドラマチックなケースもある。二〇〇五年の端午の節句の前夜、広州《こうしゅう》のある村の農婦が家族四人分のチマキをつくるためにウルチ米一・五キロを用意した。チマキの黄色にはソーダ粉を使う。彼女は残っていた肉赤身化剤粉末五〇グラムをソーダ粉と間違えて米に加えてしまった。しかし、米をいくらといでも黄色くならない。彼女はソーダ粉が古くなったと思い、米をいったん水で洗いなおしてから、隣家からソーダ粉を借りてチマキをつくった。午後四時に家族四人がチマキを食べてから一時間後、四人とも中毒症状が現われた。夕方衛生院に運びこまれ、夜の一一時にさらに市の病院に送られて救急治療した。医師の話によれば、塩酸クレンブテロールをもっと大量に服用していたら、拍動異常を来たし、命の危険にいたることもある。この場合、ソーダ粉が効かなくなったと思い、きれいな水で二度も洗ったために大事にいたらなかったとのことだった。

■広州で「肉赤身化剤」事件が表面化する

中国の「肉赤身化剤」の現状が内外の注目を引いたのは、二〇〇二年一一月、週刊紙『瞭《りょう》望《ぼう》周刊』に陳四益《ちんしえき》氏の「瘦肉精」に関する論文が載ってからであろう。しかし、最初に「瘦肉精」の危険性と食品の安全に警鐘を鳴らしたのは香港だ。中国返還の翌年、一九九八年の五月に香港人が、中国産の豚の内臓を食べて一七人が中毒を起こした事件を、香港の『東方日報』などのメディアが競って報道した。香港という特殊な地域と透明度の高い社会環境が、中央のおエラ方を驚かせ、肉赤身化剤の危害の傷口があらわとなり、中国メディアが香港に追随するようになった。

一九九八年、広州で肉赤身化剤による中毒事件が初めて表面化した。外地から広州に帰省した王という女性の一家六人が、肉赤身化剤含有の豚レバー料理を食べたあと、手足が震え、頭痛、呼吸困難などの症状が現われたと訴え出たのだ。彼女は「昼ごろ市場で四〇〇グラムの豚レバーを買い、夕方六時半にショウガと炒めて食べた。九時に全員に中毒症状が現われたが、急いで床に入り病院には行かなかった。翌朝、五八歳の母親の症状が重くなったので病院へ入れました」と言う。

王さんは豚レバーに問題があると見て、残ったレバーを広州市の防疫ステーションに持ちこんで検査を頼むと、塩酸クレンブテロールの陽性が出、肉赤身化剤含有と判明した。それ以前にはマーケットで肉赤身化剤が検出されることはあったが、食用後の中毒が報道されたのは、これが初めてであった。

一九九九年から中毒事件が頻発

以後、肉赤身化剤による事件には次のようなものがある。

一九九九年四月、上海で二人のスポーツ選手が肉料理を食べ、尿検査で「肉赤身化剤陽性」と出たため、出場停止となった。

二〇〇〇年一月、杭州の近県で十数人が、肉赤身化剤含有の豚肉を食べたあと、相次いで中毒症状が出た。その後、杭州、金華、嘉興《かこう》などの地区で類似の中毒事件が六件起き、いずれも食後二〇分から四時間で似たような症状が現われた。

二〇〇一年八月、広東《カントン》省信宜《しんぎ》市近郊で、五十数人が集団食中毒にかかる。病院で診察した結果、当地の衛生部（保健所）は肉赤身化剤含有豚肉の食用を疑った。八月末、同じ地区で再び五三〇人（うち三〇〇人は中学生）の豚肉食後の中毒事件が発生した。豚肉を追跡調査したところ、近くの養豚場の豚と判明した。これを受けて、四川《しせん》省、浙江《せっこう》省、広西チワン族自治区、広東省などにあった肉赤身化剤添加飼料の密造地下工場（ヤミ工場）数カ所が摘発された。

二〇〇一年一一月七日、広東省河源《かげん》市で四八四人の集団食中毒事件発生。養豚業者二名を拘留。養豚場から卸商がわかり、品名、工場名、生産期日が記載されていない飼料七袋が発見された。検査の結果、いずれも塩酸クレンブテロール添加とわかった。

二〇〇一年一一月一七日、北京で初めての肉赤身化剤による中毒事件が報道された。一一月二日夜、豚レバーの集団食用による肉赤身化剤中毒症状患者一四人が病院で受診したとの報道だった。

二〇〇二年三月二五日、蘇州《そしゅう》市衛生監督所は、蘇州大学付属病院から「肉赤身化剤中毒」患者二六人が受診したとの通報を受けた。

二〇〇二年四月四日、広東省湛江《じんこう》市で「肉赤身化剤中毒症状」患者三五人が発生した。

二〇〇三年一〇月二一日、遼寧《りょうねい》省遼陽《りょうよう》市で「肉赤身化剤中毒症状」患者六二人が発生。

二〇〇四年三月一四日、広東省仏山《ぶつざん》市で「肉赤身化剤中毒症状」患者約一〇〇人発生……。

さらに恐ろしいのは、鶏と魚にも「肉赤身化剤中毒」例が見つかるようになったことである。

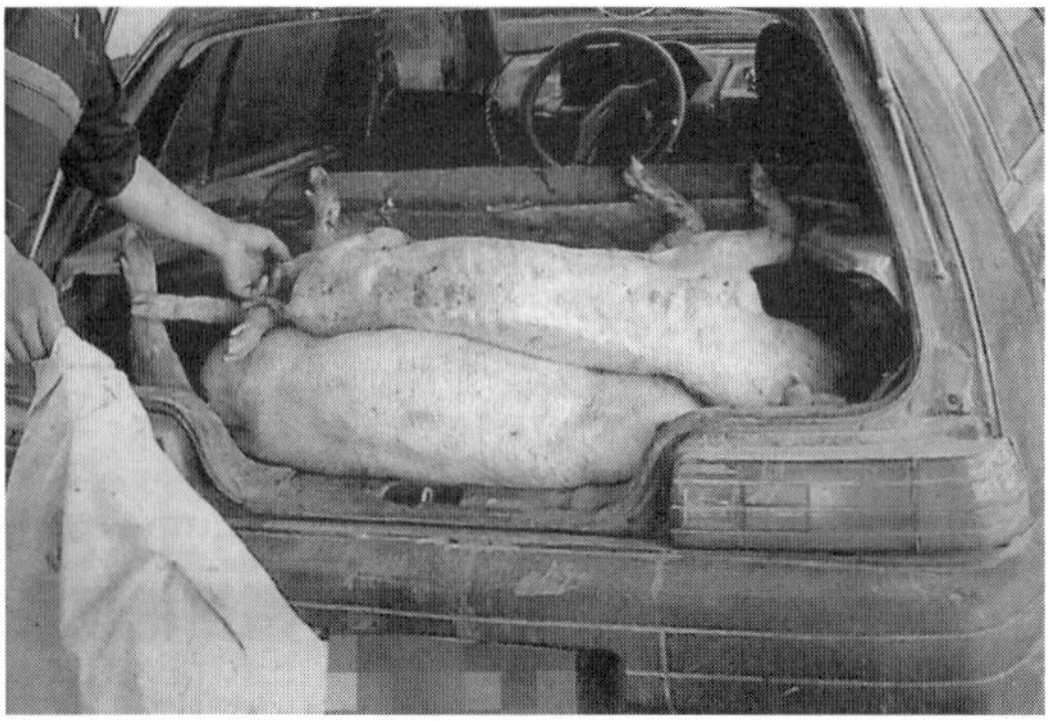
押収された「肉赤身化剤」含有の生豚

どのような取締りが行なわれているのか

二〇〇二年一一月二一日、福建省南平市裁判所は、動物薬品販売商数人に有毒薬品の肉赤身化剤の販売罪で懲役五カ月、罰金三〇〇〇元の判決を下した。最初の判例である。

その後、湖南省、杭州など各地の地方裁判所で「肉赤身化剤中毒」事件に関する判決が出された。賠償責任も問われるようになった。しかしいずれも、肉赤身化剤含有の飼料販売業者やその飼料を使った養豚業者ばかりで、塩酸クレンブテロールの生産メーカーの摘発は見られなかった。

法的な制裁が加えられるようになったにもかかわらず、肉赤身化剤の販売・使用は各地で跡を絶たない。しかし、一方では食品安全に対する関心は高まっている。二〇〇二年の国家工商総局の発表によると、同年に消費者から寄せられた苦情のうち、食品類に関するものは八万三二三五件と、第一位である。なかでも最も深刻な問題は豚肉への注水（屠畜直後の豚に、傷口から水パイプを差しこんで注水し、重量を増やす）と肉赤身化剤による汚染だった。

二〇〇三年前半期、衛生部は、重大な食中毒は一一六件、患者数三六四三人との報告を受けており、いずれも養殖のさいに肉赤身化剤などの薬品の過剰添加が原因の一つとなっている。このような深刻な事態に対して、政府の担当部門もそ

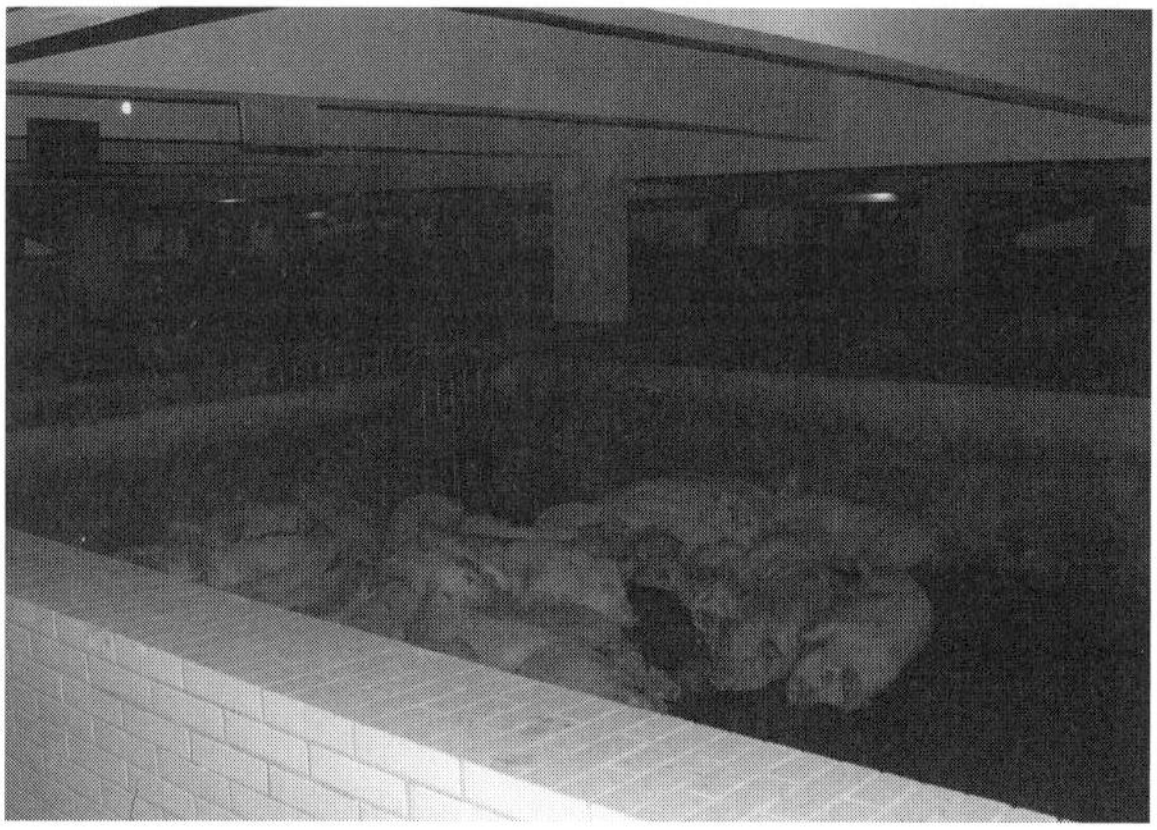
豚が暴れるので、足を切って動けなくさせる。

れなりの対応に努めている。

一九九七年三月、農業部は、畜産業でのベーターアドレナリン類似レセプター作用物質（第1章参照）の使用禁止令を出した。

九八年前半期、国家出入境検験検疫局は、各地の生豚の流通に同物質の尿サンプリング検査制度を実施する通達を出した。

九九年、農業部は全国に肉赤身化剤含有飼料の生産と使用の禁止規定の通達を出した。

九九年五月二九日、国務院は「飼料と飼料添加剤管理条例」を配布し、飼料添加剤にホルモン類薬品の添加禁止を規定した。

二〇〇〇年四月三日、農業部は前国家薬品監督管理局と連合して、初めて肉赤身化剤に限定した緊急通達を出し、各部門が連合して肉赤身化剤の調査処理を全国的に展開するよう求めた。

二〇〇一年はじめ、農業部は強制的に、養豚業界の「飼料中塩酸クレンブテロールの測定」基準を配布し、二種類の測定方法を確定した。

同年六月、農業部、工商総局など五部門は再度肉赤身化剤に対する厳格取締り通達を出した。

二〇〇二年、肉赤身化剤など十数種の薬品の食用動物への使用禁止、肉赤身化剤については原料から製剤までを一律に封殺するとの公告を出した。

二〇〇四年三月一七日、国家食品薬品監督管理局、公安部、農業部、商務部、衛生部、工商

行政管理総局、国家質量（品質）監督検験検疫局、海関（税関）総署、合わせて八部局（豚の養殖から豚肉販売までを管理するすべての行政部署）が合同して、肉赤身化剤の防止を最高レベルに引き上げる通達を出した。

まともな陰性サンプルが手に入らない

以上のように、上は国務院から下は一般消費者まで、肉赤身化剤に対する共通認識は相当高まった。にもかかわらず、肉赤身化剤が跡を絶たないのはなぜか。

私が取材したなかで見聞した驚くべき事例を述べてみる。

私は肉赤身化剤検査に関する技術を知るために、二〇〇五年九月に友人の紹介で中国南部にある都市大学の食品学科を訪ねた。ここは豚肉の肉赤身化剤残留を専門に検査する部門があり、研究員を数名おいている。私はこの地に長期滞在し、研究員といっしょに市の大屠場に行き、豚の尿サンプル採取を見学した。

研究員はいつもがっかりした様子である。わけを尋ねると、彼はこう答えた。

「この都市では陰性の尿サンプルが全然採れないで困っています。それがないと陽性との比較検査ができないでしょう。陰性サンプルを採るために、わざわざ数十キロ郊外の農家へ行って、放し飼いしている豚から尿サンプルを採らねばならない。豚肉の検査はもっと難しい。屠場の肉もマーケットの豚肉も、検査数値はとても高いが、陰性サンプルが入手できずに困っているんです」（つまり、養豚業界も豚肉業界も、ほとんどが肉赤身化剤を使用していること）

「それでは大型スーパーへ行ってはどうです。仕入れルートはちゃんとしているでしょう。ふだんの買い物では大型スーパーは信用されていますよ」

「反対ですね。われわれの検査では、大型スーパーの豚肉はもっと怖いんです。スーパーはだいたい自分たちの養豚場をもっています。肉赤身化剤は大規模に使用しないと大きな利益が得られない。検査員の数は少ないし、検査のコストも高くつきます。機に乗じる不法の輩《やから》も多く、農産物取引市場の検査だけでもてんてこ舞いです。とてもスーパーまでには手がまわりません。大型スーパーの経営者はいずれも財力をカサに着て横暴で、役所の所轄管理部門も混乱しているので、検査したくてもできないでしょう」

■〈カルフール〉の中国店はご難続き

こうした話は、二〇〇四年七月の『中国経済時報』が報じた〈カルフール〉のトラブルを想起させる。〈カルフール〉の北京市中関村《ちゅうかんそん》店で売っていたカンラン（からし菜）が、残留農薬の基準値をオーバーしたというものだ。北京市品質監督検査検疫局の発表によると、〈カルフール〉各店のトラブルは、食品の品質問題だけでもメディアに四、五回暴かれている。

二〇〇三年八月、北京市の「創益モール」内にある〈カルフール〉国展店で買った総菜を食べ、ひどい下痢を起こしたとの消費者からの通報があった。その日の夜、衛生局員が店へ調査に行き、問題の総菜を撤去させた。翌九月、杭州と上海の工商部門は、〈カルフール〉でニセの茅台酒《マオタイ》が堂々と陳列されているとの通報を受けた。当局はニセ茅台酒五〇〇本を押収した。

翌二〇〇四年一月二四日、北京市食品安全事務所は、〈カルフール〉馬連道《ばれんどう》店が販売する米とウルチ米に〈QS〉マーク（食品品質安全市場に入る品質監督検査検疫局の許可マーク）がないことを見つけ、これらをすべて撤去させた。四月一二日、中央テレビの「毎周質量報告」（週間品質報告）で、〈カルフール〉で買った果丹皮《グオダンピー》（サンザシの実を砕いてペースト状にした菓子）からガラス破片が出てきたと報道、市工商局はこれを撤去させた。

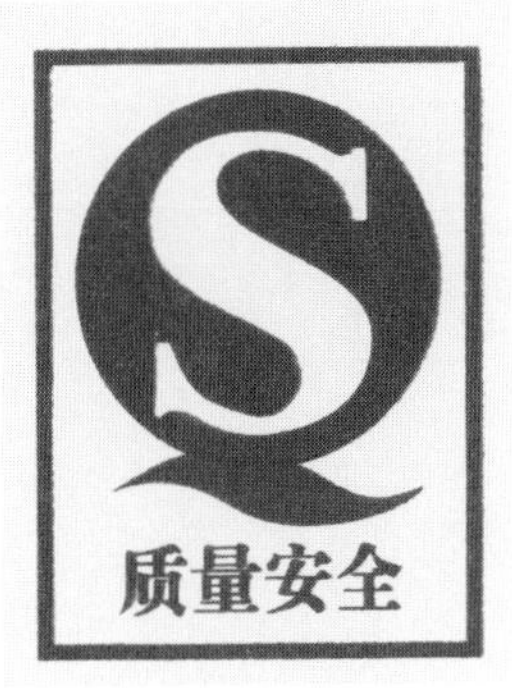

〈QS〉マーク

七月二日、北京市品質監督検査検疫局は、小売業の蔬菜残留農薬と有害金属に関する抜き取り検査結果を発表した。〈カルフール〉は「有毒野菜・果実」の販売業者にリストアップされた。前述の、中関村店が販売するカンランにジメトエートという農薬の残留を検出した検疫局は、責任をもって改革するよう命令した。

〈カルフール〉の一連の不祥事は、これまで国内小売業のモデルとされていただけに、一般消費者の安心感を揺るがすものだった。しかし、〈カルフール〉事件に対して、当局は商品の撤去か、せいぜい罰金で事をすませている。その他の多くの小売業者の品質はこれよりもっとひどいことを知っているからだ。

取締り行政は「船頭多くして船、山に登る」

また別の機会にある大学を取材して、そこの研究員と話をした。

私は彼に質問した。

「当地方の役人は、状況がこんなに深刻だと知っていますか」

「もちろん知っています。しかし、部署によってこの問題に対する認識が違うので、対応もそれぞれ違います。たとえば、農業担当副省長がほしいのは生産額と生産高です。彼らにとって、肉赤身化剤を加えることはいいことだし、肉赤身化剤が問題を起こしても彼らにたいして影響はない。責任を取らされるのは衛生担当副省長です。農業担当副省長は公の場で、『大学の連中の大げさな話は聞くな。そんな豚肉を何年も食べてきたではないか。それで死んだ人はいるのか』としゃべりまわっています。残念ながら、衛生担当副省長は農業の比重が大きな本省では、権力が小さい。この二人はあるとき会議の席上で、口喧嘩を始めましたよ」

これはまさに中国で典型的な「船頭多くして船、山に登る」の見本だ。あのＥＵ代表が中国産農産物輸入の話し合いのさいに、わがＷＴＯ首席代表の龍永図《りゅうえいず》に向かって、「あなたたち中国の肉類産品は、人に食べさせるものではない」と言ったのも無理はない。ネット上では「八つもある役所が、豚一頭管理できていない情けなさ」といったたぐいの文章が頻繁に見られる。私たち納税者だって、一言いいたい。われわれが養っている役人たちは豚一頭にも及ばないのだ、と。

末端の役人と業者の癒着、不便な検査方法

以上のほかに、肉赤身化剤を取り締まりにくくしている原因は何か、研究員に尋ねた。すると、彼は「本当の原因は、下級クラスの担当役人の権力濫用による馴れ合いにあります」と浮かぬ顔で話してくれた。

のちに私はこの研究員のコネを使って、江西省と河南省にあるいくつかの小都市へ調査に出かけ、驚くべき実態を知った。ほとんどの担当官が、現地の大規模な養豚場に利権をもっていたのだ。それは個人の利益にかかわるものであり、証拠はつかみにくい。

河南省のある地方の担当官が、ほろ酔い気分のときに打ち明けた。

「われわれみたいに年じゅう農民と付き合っている役人は、年じゅう貧乏だ。だからなんとかしなければね。ここでは、市場で赤身肉の売行きがいいと、業者が大勢産地に押しかけてきて、肉赤身化剤を使った豚を指定買いしたり、肉赤身化剤持参で養豚家と直接交渉したり、肉赤身化剤の豚を高く買いあげている。われわれもメシを食わねばならない。国の規制以来、ここはまだ一度も肉赤身化剤使用中毒事件が見つかっていない……。これであんた、わかっただろうね」

さらに取り締まりにくいもう一つの原因に話が及ぶと、研究員の顔はもっと暗くなった。

「検査方法も障害になっています。目下使用している検査器具と試薬はいずれも輸入物です。試薬一本が二〇〇〇元以上、器具一式は一〇〇〇万から一五〇〇万元（一五〇〇万円から二三〇〇万円相当）、尿サンプリング一回の検査につき一〇〇元（一五〇〇円）かかります。高いだけでなく、検出に四、五時間かかる。豚肉、豚

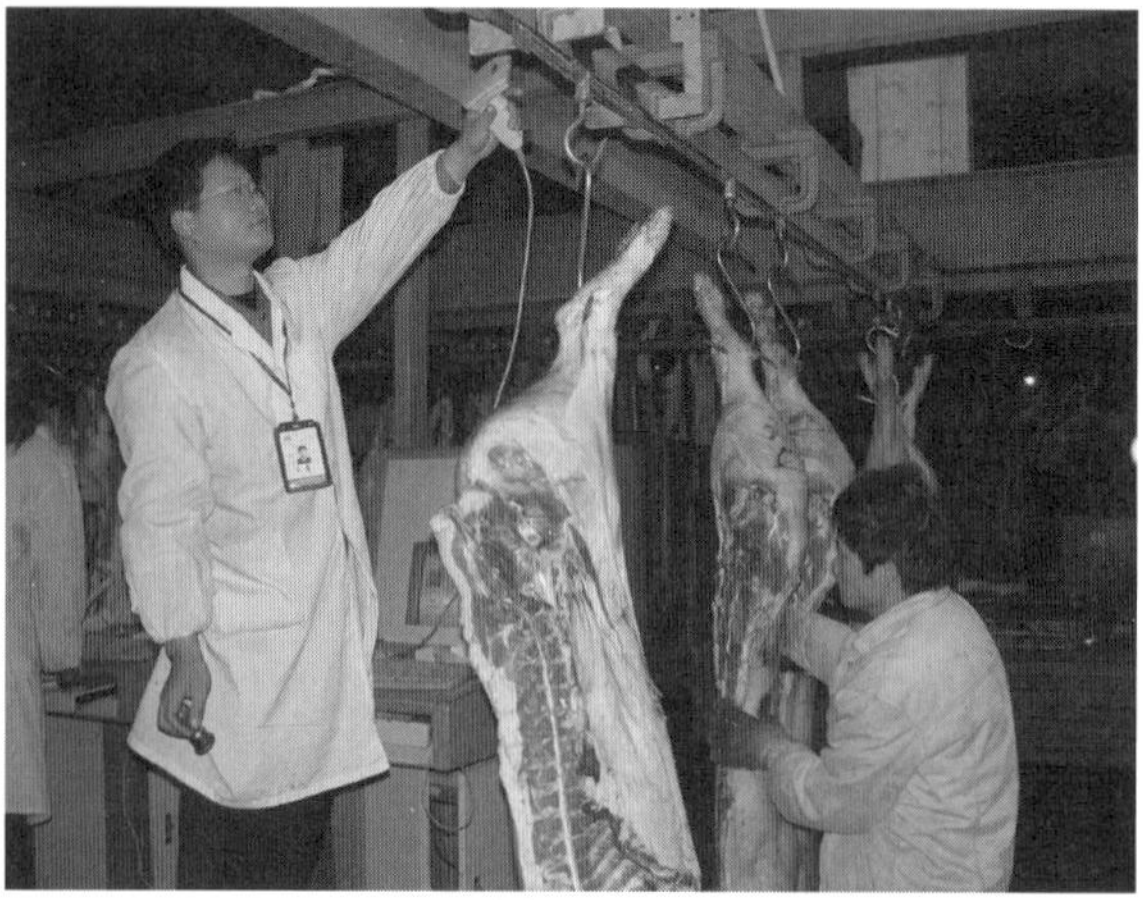

肉類の検査

レバーを検査すると、まる一日かかってしまいます。これも取締りのうえで障害になっていま す。検査の方法は煩雑、費用も高くつく。一方、肉赤身化剤は一般薬品工場で生産できて簡単に入手できる。価格も安く調合も簡単です。当局が飼料工場で取り締まれば、養豚場は自分のところで調合して使います。だから、今後はより安く、すばやく、簡単な検査法を確立することがポイントだと思います」

簡単な検査方法の開発は完成間近

「目下、検査方法で何かいい兆しが見えますか」と訊くと、研究員の彼は「国内で何社か開発しています。江西省の中徳生物工程公司という会社が、どうやら目鼻がついたと聞いている」との情報をくれた。

彼に紹介してもらい、さっそく取材に出かけた。中国の食品の安全が国際社会で直面している苦しい状況を理解すればするほど、私の気持ちは暗くなるばかりだ。とくに養豚を主な収入としている老人たちのために心配している。

豚製品は中国の輸出畜産品の二位を占め、輸出総額の二〇パーセント以上を占める。それが今、薬品汚染の影響を受け、ヨーロッパ、日本、アメリカ向けの輸出が差し止められ、差し押さえ、返品、焼却、契約中止となっている。ヨーロッパは中国産畜産物の二大輸出市場だったが、輸入禁止令の影響を受けて、二〇〇二年一月〜九月の輸出額は三・三億米ドルと前年同期比一五・六パーセント減少した。輸出向け業者は甚大な損失をこうむったわけである。そして、農村には養豚家が一億戸もあるのだ。政府は肉赤身化剤を徹底的に駆逐する決心をするときであろう。

二〇〇五年七月、私は江西省南昌市の「高新技術開発区海外帰国留学生創業園」（ハイテク開発区海外帰国留学生創業パーク）内にある「江西中徳大地生物工程有限公司」（江西省中徳大地バイオエンジニアリング株式会社）を一カ月以上にわたって取材した。園内は花樹が植えられ、理化学研究にふさわしい雰囲気に満ちていた。

私はパークの近くに宿をとり、同社の研究員に接触した。この公司は、食品安全に関する産業用検査法を研究開発しているバイオテクノロジー企業である。海外留学から帰ってきたドクターやマスターで組織された研究チームがつくられている。中国協和医科大学、中国軍事医学科学院、江西中徳聯合《れんごう》研究院の技術委託を受け、一流の免疫迅速検出測定技術を確立するため、国際レベルに近い知的財産と研究成果をいくつか持っているとのことであった。

実験室内で、同公司技術総監督の陳高明《ちんこうめい》氏（中国軍事科学院出身）から、肉赤身化剤（塩酸クレンブテロール）の検出測定の詳しいプロセスを見せてもらった。

マッチ箱の三分の一大の乳白色試験カードに、豚の尿サンプルから三滴、または豚肉から採れた水三滴をたらすと、一五分後にカードの端から赤いラインが現われ、陽性か陰性かが判定できるのである。

「このカード検査法は輸入の試薬箱法よりもかなり安く、検出時間も数十倍短縮され、検査の制度と利便性ははるかにいいです」と陳さんは説明した。もっとも肝心な検査コストを訊くと、陳さんは笑いながら「それは秘密ですが、この検査カード一枚の販売価格は、数十元程度とだけは言えます」と答えた。

真面目で親切なドクター研究員が二人、食品安全に関するレクチャーをしてくれた。彼らは肉赤身化剤が、飼料や食品で汚れた水、豚肉、豚レバーにある場合の検査法を見せてくれた。やり方はじつに簡単だ。私のような不器用な人間でも、一度見ればできるのである。

二人のドクターの経歴もさることながら、最も興味深く思ったのは董事長《とうじちょう》（取締役会長）の銭偉《せんい》氏だ。彼は、江西にあるいくつかの発電所を修築した人だけあって、やることが大きく、気持ちも大きい人であった。

銭董事長に「あなたのような工学方面の出身で、しかも高利潤の電力業で功成り名を遂げた方が、どうして食品安全の分野に投資したのですか」と質問すると、彼は「投資は当然高い見返りを求める。それには市場に奉仕することです。中国は人口が多く、政府高官も食品安全を強調している。二〇〇八年のオリンピックもあります。食品安全市場は大きい。そのうえ、食品安全は飯を食べる人なら誰にでも必要なことです」と答えた。

彼はさらに続けた。

「もう一つ、私自身の価値観があります。私は典型的な民族主義者です。わが家と職場では日本製品は使いません。心が狭いからではありませんよ。私とわが研究チームがこの分野に投資すると決めた当初から、わが民族のためにハイテクの障壁を打ち崩して活路を切り開こうと考えているのです」

会社の現況について質問すると、率直に答えてくれた。

「肉赤身化剤検査カードの生産ラインはできています。今年七月に江西の地方の許可と農業部から業種の標準規格認定を取得する。カードによる検査方法は優れていますから、各地から注文が殺到しています。たとえば、深圳《しんせん》の輸出入検査検疫局からは、一度に五万枚の注文を受けている。会社は今後もこの分野で進めます。すでに食物中のアフラトキシン含量の検出測定システムの開発に成功しています。この方面の技術は、欧米先進国がわれわれの首根っこを押さえているところです。本当の愛国者なら、サッカーで負けたからといって物を投げるとか、ネット上で憂さ晴らしはしませんよ。ハイテクが国力を決定する時代にあっては、技術向上に努力することが、わが民族の国際的な地位を引き上げる唯一の選択です。バイオテクノロジーの分野は世界でも研究が始まってまもない。やがて国際レベルに追いつくことができますよ。

しかし、この分野は他の分野との協力が重要です。私は研究開発については素人だが、技術面では実績を出している。現在、当社はすでにGMP（医薬品の製造および品質管理に関する基準）規格に合格した中間試験の産業基地を建てています。同時に、江西聯合研究院と連合して食品安全実験室をつくり、これと中間試験産業基地で最先端の研究開発、生産機器設備をそろえました。中国医学科学院、中国協和医科大学とドイツ食品科学・分子生物学分野の著名な専門家とも幅広く、深く協力をしています」

最後に彼はこう言った。

「肉赤身化剤の迅速検査については、当社のほかに河南百澳《バイオウ》生物工程公司も相当やっているから、時間があれば帰りに寄って取材してみたらいいですよ」

二〇〇六年末、私は北京で、今ではさらに名を上げた江西中徳大地生物工程有限公司総経理の李《り》林一《りんいち》氏に取材した。彼は吉林《きつりん》大学出身の東北人。物理学を専攻し、九〇年代にロシアに出向いた。その後、北京の上場企業で投資管理の仕事を経てバイオテクノロジーによって食品安全の問題を解決する分野に入った。

もちろんリスクは大きかった。総経理、そして創業者の一人として、江西南昌大学と連合して同公司を創業し、食品安全の分野に参入したのは二〇〇二年六月のことだった。食品安全が一つの産業になることは知られていなかった。企業の設立にあたっては、とくに農業部に強く後押しされた。

「農業部飼料処の指導者や専門家たちはよくやっていますよ。彼らの支持がなかったら、肉赤身化剤の研究開発仕事の完成はずっと遅れていたはずだ。これはお世辞ではありません」と彼は強調し、話を続けた。

「企業づくりは人づくりと同じです。当社は二〇〇四年末に北京で『北京中徳大地食品安全技術開発有限責任公司』を立ちあげた。わずか二年のあいだに会社は『農業部九四八項目』を受け持った。そのほか北京には、たとえば急性中毒、違反禁止色素（スーダン・レッドなど）、違反禁止添加剤（肉赤身化剤、マラカイト・グリーンなど）検出などの系列の五十数種の製品があります。いずれも衛生部、工商局の入札リストに入っています。いちばん恐れているのは、企業が発展しているさなかに株主が代わることです。中国人が企業を経営するとき、協力・団結することが最大の問題ですよ」

ヤミ販売業者の取材から命からがら逃げ帰る

右のように、希望にあふれた取材ができた一方、次のような取材もあった。

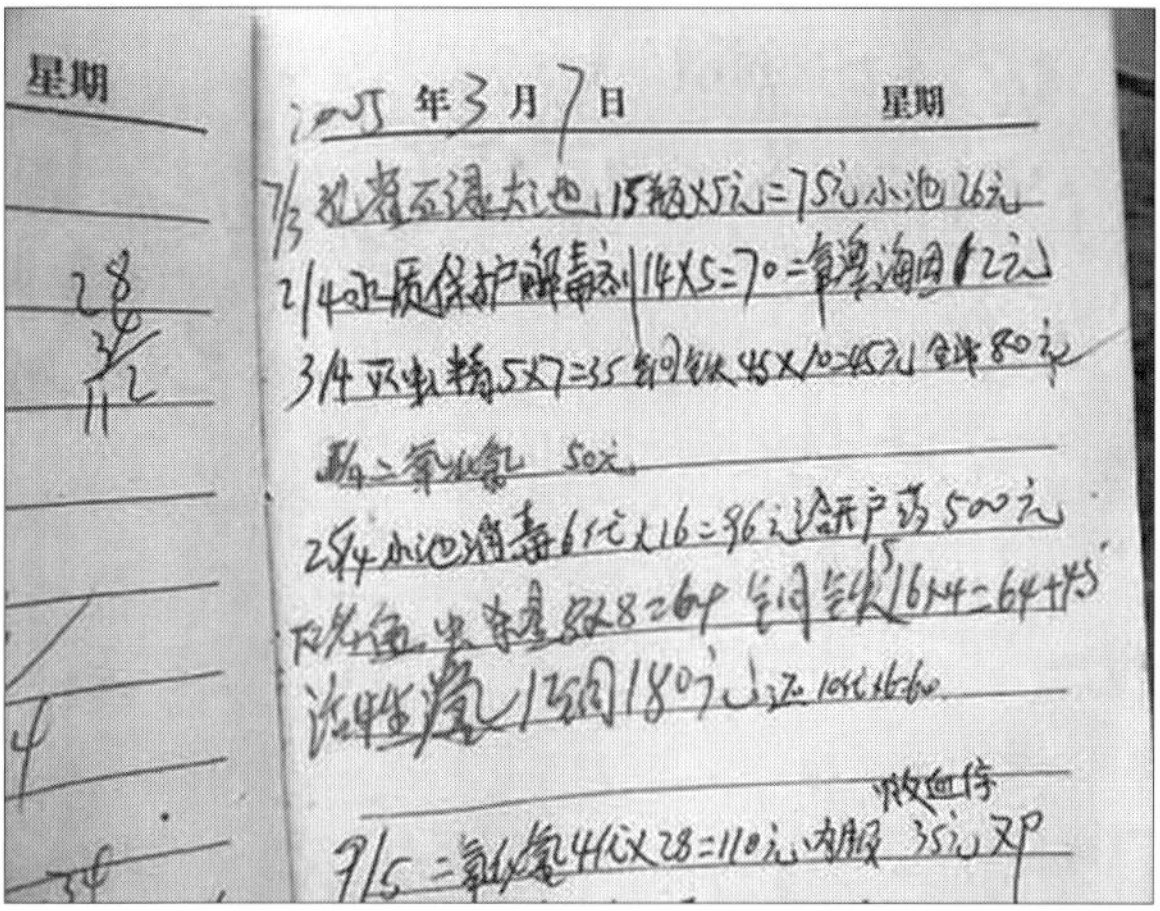

悪徳商人が買った「孔雀石緑」（マラカイト・グリーン）の処方ノート

二〇〇五年八月、私はある人の案内で、肉赤身化剤を専門に違法販売しているヤミ業者と接触した。場所は華中地区の県クラスの某市にある、目立たない工業開発区だった。私は、慢性病にかかった年寄りをかかえているので、クスリの効果を上げるために肉赤身化剤を補助薬として買いたいと申し出た。

相手は最初から警戒していた。案内人が再三頼み、ようやく麻薬取引のような方式で購入することが決まった。先に現金と住所を書いたメモを渡し、あとから特別郵便で送ってもらうことで話がついたのだ。私はそれだけでなく、彼らの目を盗んで肉赤身化剤を少量ポケットに入れた。

私と案内人は心中ひそかに喜んで都市行きバスに乗りこんだ。一時間ほどバスが走ったところで、突然三、四台のバイクが追いかけてきて、バスの進路をさえぎった。バイクの連中は手に刀や棍棒《こんぼう》を持ち、有無を言わせず私をバスの外に引きずりおろした。

幸い、私はいわゆる「ヤクザ」の社会を多少は見てきたので、年寄りの病気を治したい一心で盗んでしまったと言い張り、危機を脱することができた。

第3章

恐るべき食品危害

米、麺、油、塩はむろんのこと、ありとあらゆる食べ物が
利益追求のために汚染され、食品の安全は失われた。

「天」が引き裂かれ、「食」は変わりはてた

ウソで国を治めるのは独裁専制国家の統治者の大きな特質である。スターリン、毛沢東からサダム・フセインまで、例外はない。その毛沢東が若いときから「世界で最大の問題はメシを食う問題だ」と喝破《かっぱ》していた「食」の安全に、中国は脅かされている。

中国はじつは千年もの昔から「汎神論」のお国柄である。中国民衆のあいだには古来、非常に複雑な神仙の系統が存在している。たとえば、仏教、道教と「五斗米道教《ごとべいどうきょう》」（後漢末に張道陵が創始した道教の一派）、観音菩薩と「送子娘娘《そうしにゃんにゃん》」（子授け仙女）、キリストと「二郎神《じろうしん》」（神話伝説中の三つ目の神）など、枚挙にいとまがない。しかし、庶民の長い歴史のなかで、最大の範を示すものは、おそらく「天」に対する崇拝とタブーだと思う。しかもこの「天」は何千年来、中国の社会文化と民衆心理に影響してきた。

中国の文字は玄妙な知恵の符号に満ちている。まず、象形文字の意味を見てみよう。「一に大を加えて天となす」。直訳すると天はいちばん大なりである。

長い歴史を見ても天を祭祀し、これに拝跪《はいき》していた証はいたるところにある。殷墟《いんきょ》（殷王朝後期の遺構）から見つかった無数の甲骨文字から、殷の始祖たちが「天」に、風雨が順調であることを乞い

願っていたことがわかる。また殷王の湯《とう》が夏王《かおう》の桀《けつ》を討伐するさいの名分は、「夏は罪多く、天命は終わりなり」であり、「天」を至高無上の絶対権威としている。また、歴代王朝の王君が天を祭り、天を拝むとの故実は典籍に満ちている。

少数民族でさえも、口伝や伝承には、天、天父、天母、天皇、天鬼、天神などの文句がある。彼らはその発展過程のなかで徐々に漢民族の「蒼天崇拝」(お天道様崇拝)の系列に加わってきたのであろう。

中国の庶民の日常生活のなかでは、「天」は未知なる世界の主宰者であり、公正道義の化身である。問題が起きたときの誓いや呪いの言葉に、「ウソツキは天に打たれる」「人をだますと、天誅地滅《てんちゅうちめつ》だ」「頭上三尺に青天あり」などは、誠意、信用の保障である。芝居のなかでは、主人公が悔しい目に遭うと、「天や、天や」と天を指して誓いを立てる。これを見ても、「天」への崇拝が中国庶民の日常生活にいかに入りこんでいるかをうかがい知ることができる。

それゆえ、「食」の文字と「天」の文字を合わせた「民以食為天」の意味のもつ重要さがわかるのである。

その「天」がいまや、わが中国で引き裂かれている。それは、二一世紀の今日、中国において「食」がどれほど変わり果てているかを見ればわかる。

一、千年ものあいだ長らえてきた「小吃《シアオツ》」（軽食）が変わった

【訳注】「吃《きつ》」という文字は日本ではほとんど使われない。吃水《きっすい》、吃驚《きっきょう》の吃は「喫」に代用されている。中国では「吃」の主な意味は「食べる、飲む、吸う」の日用語である。「吃飯」は「飯を食う、食事」の意味で、「生きていく、生活する」も意味する。そこで「吃閑飯《ツシエンファン》」は「居候《いそうろう》をする」となる。ちなみに「吃驚」は日本と同じ「びっくり」である。

「小吃」は小さい食事だから、一品料理、つまみもの、手軽な食事、軽食、間食、オードブルなどの意。「小吃」に対して、本格料理、宴席料理や西洋料理は「大餐《ダーツアン》」または「大菜《ダーツアイ》」という。本書では「小吃」は便宜的に「軽食」と訳す。

飲食の面で、中国と西欧との最大の違いは「小吃」（軽食）と「大餐」（本格料理）であろう。西欧の飲食業は正規のレストラン（「大餐」）と規格化されたファストフードからなっている。中国には本格的な料理である「大餐」「大菜」と「軽食」がある。千年ものあいだ生き延びてきた軽食は、中国文化のアイデンティティでもある。重要なのは、軽食と農耕社会との関係だ。農耕を業とする人々は収穫期やお祭りのときに、おいしいものをつくって食べたり、友人親戚に贈ったり、余ったら隣村や同郷とのあいだで交易していた。それゆえ、料理のレベルが高い

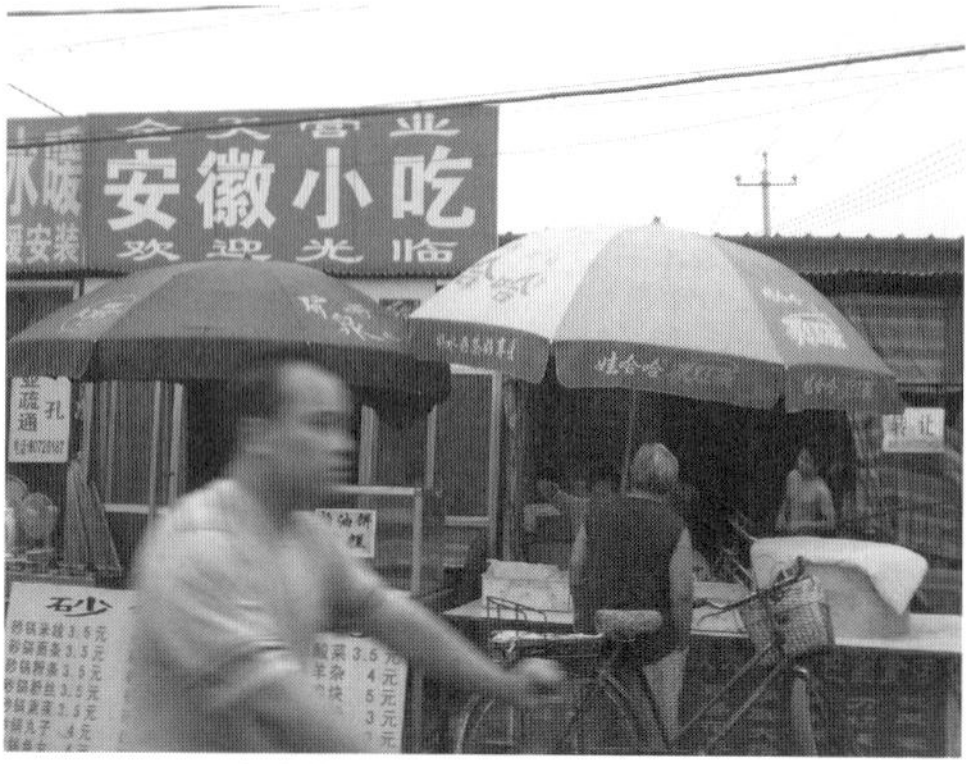

食中毒を覚悟して入る小料理屋

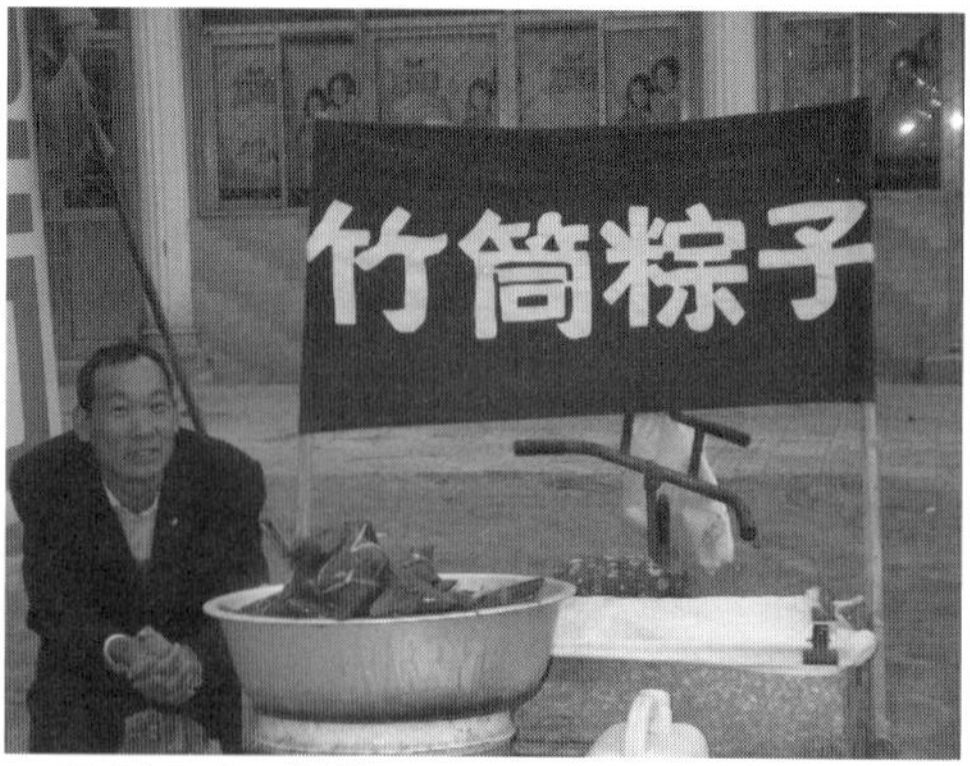

汚らしいヤミ作業場でつくられたチマキの露天売り

か低いかは、主婦の腕前と一家の体面がかかっている。味はよくなり、それが年代を経て各地に伝わり、おいしく、安心して食べられる軽食の一品となるのである。

しかしながら、千年もの時を経た軽食が、今日では一目見ただけで怖じけづくような代物と成りはてているのである。その悲惨な現状を見ていこう。

1　自慢の「四川泡菜《しせんパオツァイ》」（四川酢漬け）にＤＤＴが残留

【訳注】生野菜に塩をまいて乳酸醱酵させる日本の浅漬けや韓国のキムチに類する中国式の漬物は、一般に「泡菜」または「酸菜」と呼ばれる。二つとも寒い冬季に、白菜、大根、キャベツなどの野菜を甕《かめ》か桶《おけ》に入れ、塩なしか、塩だけ、または塩に酒、コショウなどを混ぜた冷水に漬けて乳酸醱酵させてつくる。ふつう「泡菜」は生で食し、「酸菜」は調理して食す。中国の各地方には味の異なるさまざまな「泡菜」や「酸菜」がある。なかでも全国的に有名なのが四川人がつくる安くておいしい「四川泡菜」だ。中国人なら誰でもこれを食べたがるし、一度は食べたことがある漬物だから、四川人はこれを自慢し、「名刺」代わりの土産にしているほどだ。

あなたがもし四川に滞在していたら、友達はあなたにそっと耳打ちし、こう注意するだろう。「きみは泡菜が好きかい。成都《せいと》の企業のなかには、泡菜をつくるときにＤＤＴ（有名な殺虫剤）の粉末を散布するところがあるから注意するんだよ」

なにしろ、四川では毎日「泡菜」を食べないと過ごせないと言われるが、「泡菜」工場の主人はこう言っているのだ。「私たちは自分たちがつくったものは食べない。もっぱらよそさんに食べさせている」と。

二〇〇五年四月、私は四川のある工場にジャーナリストの身分を隠して取材したことがある。

そして、その驚くべき裏事情を見てしまった。

「泡菜」の生産で最も重要なのは、菜の塩漬け工程だ。工場で使っている塩をよく見ると、一般の塩よりかなり白いだけでなく、顆粒もやけに細かい。

「この塩はえらく白いね」

私が尋ねると、工場主は答えた。

「この塩は密売塩ですよ。トン当たり五〇元も安い」

ところがそのあと、工場のなかでこの塩の袋を見かけた。袋にはデカデカと「工業塩」「食用不可」の文字があるではないか。工員が案内してくれた別の場所にも工業塩が大量に積みあげられていた。

「おたくはずっとこのような塩を使ってきたの」

「そうだよ」

「ほかの工場でもこれを使っているの」

私がそう訊くと、工員はうなずいた。

数日後、再びこの工場を訪ねると、野菜を漬ける桶のまわりに小さな虫が群がっていた。

「どうして虫がこんなに多いの」

「塩漬けのときに虫が来るが、クスリを撒けばいなくなりますよ」

工場主は答え、まもなく一人の工員が漬物桶に向かってクスリを撒きはじめた。

「これは何のクスリかね」

「殺虫剤だよ。泡菜を出荷する前には、何日かおきに一回、こうしてクスリを撒くのだ」

工員は答えたが、彼も工場主もどういうクスリかは知らなかったのである。

クスリの容器にはラベルがないので、ポリタンクから中身を少量分けてもらって密封し、のちに中国進出口（輸出入）食品検査センターへ送って検査すると、クスリは純度九九パーセントのＤＤＴと判明した。

二〇〇四年六月一六日、成都市品質監督検査検疫局は、泡菜製品について抜き取り検査した結果を発表した。五六社の製品延べ合計七〇ロットのうち、合格したのはわずか一六ロットだ。合格率はなんと二二・八六パーセント。不合格品のうち一七ロットは添加剤の使用基準値オーバー。また九種類の製品のネット重量と四八ロットのラベル表示が標準的な要求を満たしていなかった。

2　貴州名物「酸湯魚《スワンタンユ》」スープはケシ入り、「油条《ユウテイヤオ》」はミョウバン入り

「三日食べないと足の力が抜けて歩けなくなる」といわれるほど名高い「酸湯魚」は貴州料理であるが、スープにケシを入れているとの情報にもとづき、二〇〇四年六月一六日、貴州省公

安庁毒物禁止総隊、疾病コントロールセンター、食品薬品監督局が共同で一斉検挙を行なった。三地方で合計二六四二軒の朝食店、寄せ鍋店など飲食店を検査したところ、二一五軒がケシを入れていることが判明。ケシ種三・五キロ、ケシ殻一・七キロを押収し、営業停止を命じた。

近年、料理屋や飲食店は、リピート客を増やして利益を得るために違法のケシ成分を混入させている。送検したスープからかなりのモルヒネ成分が検出され、これを長期間食用すると病みつきの中毒症状となり、重症の場合、麻薬常用者になる。

このほか、最近同じ貴州で当局が三〇カ所の「油条」（小麦粉に重曹を加えて油揚げした庶民の朝食菓子パン）の屋台を抜き取り検査したところ、「油条」に含まれるアルミ成分が、国家規定の基準値を最高一一倍もオーバーし、合格品はなかった。いずれも経営者に食品安全の観念がなく、ミョウバンを勝手に加えすぎたためである。

3 「水煮魚《スエイツーユ》」料理は皿に残った油を使う、「香辣蟹《シャンラーシエ》」は死んだカニを使用

二つとも全国的に大人気の料理である。

「水煮魚」料理は魚をゆっくり水と油で煮る料理だが、前の皿に残った油を次の料理にまわして何度も使っている。内情を知る人の話によると、残りの油スープを油漉《こ》しのついたステンレスドラム缶にいったん捨て、ドラム缶の油分を水分から分離し、再使用辣椒油（ラー油）とし

ておく。再使用のさいには大量の調味料を加えて油の臭みを隠す。こういう再使用油は使えば使うほど香味がよくなるそうだ。あなたが今食べている「水煮魚」が、じつは何人もの客の唾《つば》が入った一品だとわかったら、どうしますか。

次は「香辣蟹」料理。北京ではこの料理は、店の外で三時間も待たせるほど大人気だ。ところが、流言が飛んだ。その一、死んだカニが使われている。その二、カニに寄生虫がありアメーバ下痢にかかる。こんな流言が飛ぶと、この料理の店はいっぺんに客足が遠のいた。しかしこの流言について、権威筋からはついに何の説明もなかった。

4　名物の「陝西《せんせい》涼皮《リヤンピー》」は不潔きわまる工場でつくられる

これは陝西省関中（渭河（いが）流域）地区の夏の名物だ。小麦粉を何度も練ってつくり、とくに女性が好む生麩軽食で、軽食市場では全国的に人気がある。ところが近年、北京で顔をそむけたくなるような悪質な事件が発生した。

二〇〇四年六月一八日、北京朝陽小武基厚奉村にある涼皮ヤミ作業場で働く一七歳の少年工が、メディアに涼皮製造工程の現状を洩らした。じつに吐き気を催す作業が行なわれているというのだ。

その少年工によると、工場では大きな衣類をもみ洗うかのように大盆のなかでメリケン粉をこねるが、疲れると足でこねる。粉団子が盆から飛びちってもそのまま盆に戻す。毎日使用する工具は洗わない。便所から戻ってきても手を洗わない。工場主は「他人に見られるな」と笑って言うだけ。それでも時に工場主に怒られ、工賃を差し引かれると、少年工のなかには、腹いせに盆に放尿する者がいる。涼皮を大鍋で煮ているとき、腹を立てるようなことがあると大鍋に唾を吐く。

一七歳のその少年工といっしょに仕事をしていた子供が十数人おり、いずれも工場主が陝西から呼んできた。いちばん小さい子は一四歳。どの子も健康証明書（中国では、農村からの出稼ぎには病院の身体検査書＝健康証明書が必要）はない。身分証がない子供も大勢働いているという。

5　端午の節句のチマキも不潔な工場でつくられる

端午の節句に屈原《くつげん》に捧げるチマキもまた、吐き気を催すような怪物となりはてた。金儲けのために腹黒くなった不法商人にとって、お祭りはボロ儲けのチャンスでしかない。

二〇〇四年六月一一日の端午の節句（中国は従来の陰暦のまま）に、北京市の管理部、工商部、衛生部は、石景山金頂街区にある廃屋のなかでチマキを不法製造販売しているヤミ作業所を摘発。加工済みのチマキ五トンと総額約一万八〇〇〇元の不法な加工原料を押収した。このヤミ工場はいかなる衛生管理もしておらず、周囲はゴミだらけ。従業員は四人とも健康証明書がなく、従業資格も取っていない。完全な不法製造販売であった。

北京当局によると、このヤミ業者はチマキの葉に弾性をつけるためにホウ砂《しゃ》を加えていた。陶器類やガラス製造の原料であるホウ砂は、食品添加剤としての使用は法律で禁止されている。酸性のホウ砂が胃に入ると、胃酸分泌を刺激し、ひどくなると吐き気、嘔吐、下痢などの症状が現われるといわれる。

節句の前日、北京ではチマキが飛ぶように売れる。私は北京市朝陽区平房郷の村はずれでチマキのヤミ工場を見つけた。その汚い小屋から、毎日少なくとも数百斤《きん》のチマキが出荷されていた。小屋のなかには七、八個の石炭ストーブとドラム缶があり、ドラム缶からは白い蒸気が立ちのぼっている。地面にはいたるところに石炭の燃えカス。しかも連日の雨でぬかって汚い。短パンとサンダルをはいた三人の工員が、濁った水の入った盥《たらい》でチマキの葉っぱを洗っていた。そのそばで悪臭を放つ汚水のなかに、包みおわったチマキを積みあげた食品ケースのいくつかを漬けている。食品ケースは洗ったことがないと見えて、べたべたと脂っこい。汚れて本来の色がわからないドラム缶のなかに、たくさんのチマキを漬けている。「こうすると、チマキの新鮮さは保たれる」と工員は言った。

6　おいしい豆腐はなぜ「黒豆腐」になってしまったか

北京市豆製品市場は、二〇〇三年七月一日から市場入荷許可制度を実施し、「裸豆腐」（包装のない豆腐）の販売を禁止した。すると、「裸豆腐」は「集団取引市場」（一種の卸市場）のルートを通って市内の旅館、レストラン、学校の大食堂に入ることになった。価格が安いし、監督もゆるいので、小工場やヤミ工場でつくられた「裸豆腐」の販売市場が、再び頭をもたげ勢いを盛り返した。

これらのなかには右のルートさえ通さず、時間外取引や顧客先への直接配達をするものもあるとのこと。業界筋の情報によると、これらヤミ豆腐の生産設備は電気磨機《すりき》一台、廃棄ドラム缶一個とゴムホースだけ。二〇〇〇元（約三万円）ですむという。

作り方は、下級大豆を綿袋に入れ、水に浸してから直接磨砕し、数時間木枠で圧縮するというもの。このような豆腐のタンパク質含量はわずか四パーセント前後しかないから、水を買うのと大差ない。正規の豆腐のタンパク質含量は七〇〜八〇パーセントである。

豆腐の大消費地の西安市も事情は北京市と変わりないそうだ。西安市の統計によると、西安市の一人当たり豆腐類製品の消費量は年間二七・八キロ、西安市区の人口四〇〇万で計算すると、年間九万一二〇〇トン、毎日四九〇トンが消費されることになる。

西安市民の七八パーセントは、毎日一回豆腐を買うそうだ。西安市当局も北京にならって「裸豆腐」販売を禁止したが、実施から一カ月もたたないうちに、市場に見られる豆腐の八〇パーセントは、無許可の不衛生な零細作業場でつくられた「裸豆腐」となった。小集団取引市場（小型卸市場）は一一〇平米しかないところに、豆腐の露店が五つもひしめき、豆腐の上を蠅《はえ》が飛びまわっている。

7　伝統的な特産品や逸品は破壊され、消えていく

千年来の軽食や各地の特産名品がいまや破壊され、消えようとしている。近年の不祥事を並べると、〈冠生園〉（上海の有名老舗菓子メーカー）の期限切れ餡子《あんこ》月餅《げっぺい》、金華火腿《ホトウイ》（昔から全国一有名な浙江省金華の塩漬けハム）のDDT含有、太倉肉鬆《ズオソン》（肉鬆はそぼろ。江蘇省太倉市はその特産地）の病気豚肉使用悪質事件、山西省平遥《へいよう》の病気牛肉使用悪質事件、肉赤身化剤含有豚肉（第2章参照）、有毒モヤシなどなど。たえず新聞で報道されている。

「広海鹹魚《シエンユ》」は、内外に名を馳せた広東《カントン》省台山《たいさん》市の広海鎮の特産品（塩漬け海産製品）だ。これもまたDDTに汚染されているとの事件が発生した。中央テレビが取材に行った。工員は記者に語った。

「製法は簡単だ。魚を池に放りこんで塩漬けにしたあと、水洗いし、陰干しにして、箱に詰めればいい」

水洗いするとき、工員が木桶にある液体を加えると白い泡が浮き出してきた。その液体はDDT溶液で、蠅除けに使っていると彼は説明した。DDTを加えたあとの処理は一切せずに陰

干しする。箱詰めするとき、さらにＤＤＴをかける。塩漬け用の塩は地面に放り出し、その上を靴で歩いたり、鶏が走りまわって糞《ふん》をたらしている。しかし、この様子がテレビで取りあげられても、売行きは上々。全国各地から大勢のバイヤーが買付けに来ている。

二、食品の安全を無視したビックリ仰天の事件

まず、食品の安全に関するアンケート調査を紹介しよう。二〇〇四年七月五日付『中国青年報』は次のように報道している。食品安全問題について八二パーセントの民衆が心配している。九〇パーセントが日常生活のなかで食品安全の問題にぶつかっている。民衆が心配しているのは、一番が国の衛生基準に達していない食品、次がニセブランド食品、品質保証期限切れの食品が堂々と販売されていることである。この調査は同年六月〜七月に行なわれ、三一の省・自治区・直轄市に及んだ。

消費者の食品の安全に対する信用度は五〇パーセント以下だという権威筋の見方がある。杭州市当局は、モヤシのヤミ作業場四カ所を摘発した。現場には薬剤や漂白剤がところ構わずころがり、有毒ガスで消毒するために、工員はマスクをかぶって作業している。加工現場の環境は不衛生で乱雑、各種の有害物質を勝手に添加している。

1　癌《がん》の原因の約三分の一は食べ物から

二〇〇一年一〇月、北京で開かれた食品安全に関する高官討論会の席上で、ある専門家は、「中国における毎年の食物中毒者数は最低二〇～四〇万人」と推計した。別の専門家は、野菜や果物の残留農薬である有機リン殺虫剤は、神経機能障害を引き起こし、重傷者は死亡する。重金属や亜硝酸塩の汚染は、慢性中毒に属し、癌、軟骨病などを引き起こすと発表した。また、中国疾病予防コントロール・センター栄養及び食品研究所の陳君石《ちんくんせき》教授は、「癌の原因の約三分の一は食べ物にある」と警告を発した。

2　海南島のココナツ加工に使用禁止の添加剤

二〇〇四年六月、海南省食品薬品監督管理局は、省衛生庁、省工商局と品質技術監督局と合同で一〇日間にわたり、海南島省のココナツ加工工場四一カ所を検査した。その結果、衛生許可証なしの工場一七カ所、営業許可証なしの工場九カ所、有害加工原料使用の疑いのある工場七カ所を発見した。製品・半製品九〇トン、ココナツ培養ケース三三万ケースのほかに、工業用過酸化水素、苛性ソーダ、硫酸マグネシウム、硫酸アンモンなどを押収した。海南島の年間のココナツ生産は二億個で、国内の総生産量の九九パーセントを占めている。

3　二酸化硫黄《いおう》残留の黄花菜が全国に流れる

黄花菜は金針菜ともいい、花のつぼみを乾かして乾菜として食用する大衆野菜だ。二〇〇四年三月、瀋陽《しんよう》衛生監督所は、二酸化硫黄が基準値の二〇〇倍を超していた黄花菜をトラック七台分、二四・五トンを調査し、処分した。これらは河南、湖南、陝西、福建などの産地からの入荷分の、ほんの氷山の一角である。

黄花菜の硫黄加工地は全国に広くちらばっている。「今年の薬菜（ピロ亜硫酸ソーダで加工された有毒黄花菜）はまだ三〇〇〇トンある」と、黄花菜処理加工企業のトップが記者に話している。ピロ亜硫酸ソーダは合法的な食品添加剤だが、約三〇パーセントが二酸化硫黄であり、それが残留分となっているからだ。しかし、一九九二年に制定された「食品添加剤使用衛生基準」では、ピロ亜硫酸ソーダは防腐剤であれ漂白剤であれ、黄花菜の加工には使用が禁止されている。しかし、産地の農民はこの規定を無視して、採りたての黄花菜一〇〇斤にピロ亜硫酸ソーダ五～六斤をまき、水は加えない。生菜八斤から乾菜が一斤採れるから、乾菜二五斤にピロ亜硫酸ソーダ一斤が混ざっている計算になる。残留二酸化硫黄は急性中毒を起こし、発癌性物質でもあることを農民は知らないとみえ、自分たちも毎日食している。

4　汚染が深刻な日常生活用品――食塩

中国の庶民が「開門七件事」（第１章参照）の必需品としている食塩は、いまや民衆に害を与える毒物となっている。近年何度か起きた亜硝酸塩の食中毒事件では、全部で四〇三人が中毒になり、二人の死者を出している。密売塩は、食塩（塩化ナトリウム）より安価な亜硝酸塩（亜硝酸ナトリウム）を大量に混ぜて食塩と偽っている、いわば食塩のニセモノである。衛生部は二〇〇四年には、「食塩は正規の流通ルートで買うこと。密売塩や来歴不明の塩は買ってはいけない」と、すでに四度目の警告を出している。

亜硝酸塩は食品加工のなかで保色剤として使われるが、毒性があり、三グラム摂取すると死にいたる。塩密売は全国的に横行し、猖獗《しょうけつ》をきわめている。また、粗悪な工業塩を食塩として販売し暴利を得ている塩密売業者もいる。密売塩一トンをバルキーで売ると、利益は四〇〇元、バラ売りの袋詰めで売ると七〇〇元だ。これらの工業塩には亜硝酸塩をはじめ多くの有害な不純物が微量含まれているために、食品加工や直接使用して中毒を引き起こしている。

当局は各地で密売人を摘発しているが、いたちごっこだ。たとえば、西安市でマーケット各所を検査し、密売塩一・八二トンを押収した。山東省即墨《そくぼく》市では塩二〇三トンを密売したかどで、三つの業者がそれぞれ懲役八カ月、一年、六カ月の判決を言い渡されている。江蘇《こうそ》省では二〇〇五年に塩務官が一〇〇〇トンの密売塩を押収した。個別のケースでは、たとえば丹陽《たんよう》市で市の塩務官が市内のスーパーで、丹陽塩業公司の〈新一代〉印の海塩五〇〇グラム袋のニセモノを発見。追跡調査したところ、上海浦東から仕入れた密売塩だとわかった。さらに検査すると、案の定、大量の雑成分が含まれており、人体に相当有害であることが判明した。

5 サケ、カタツムリの中毒事件

二〇〇四年六月、北京市食品安全事務所は、「サケ食用によるリステリア症感染」の予防を警告した。北京市工商局は「乾菜、乾果、菌類食品の不合格品は八七・一パーセントあり、二酸化硫黄は基準値をオーバー」と注意した。

二〇〇四年七月、北京市衛生当局は、銀川《ぎんせん》市で発生した食用カタツムリの大規模中毒事件を受けて「織紋螺《ツウンロー》(カタツムリの一種)の食用」に注意信号を発した。カタツムリ自身には毒はないが、カタツムリが海藻類毒素やフグ毒のテトラドトキシンを摂取しているために、体内に毒性を含んだと考えられる。

6 食品の「美容、整形、年齢詐称」

●浙江《せっこう》省温嶺《おんれい》市は全国的に有名な「蝦仁《シャゼン》」(エビの剝き身)の生産地だ。新鮮なエビを鍋で煮、乾したあとで殻を剝くと「蝦米《シャミー》」(剝き身の乾エビ)となる。加工のポイントは鮮明な赤色をいかにうまく出せるかにある。そこで鍋に赤色粉末を何度も加える。これを乾燥して製品にすると、赤い色は二、三カ月たっても変わらない。その赤色粉末は俗称「酸性大紅七三」という木材用の染料で、発癌性があり、食品添加剤には使えないはずである。

●山東省平邑《へいゆう》県は果物郷として知られ、果物の缶詰を生産している。中央テレビの「毎周質量報告」（週間品質報告）では、一部の缶詰工場で安価な製品をつくる現場の様子を放送した。

その工場では、未熟のイチゴ、モモ、杏《あんず》を缶詰にしている。イチゴの新鮮さを出すためには、まずソルビン酸カリを加えて防腐し、過マンガン酸カリで殺菌し、詰める。赤い色を出すために、染色剤のカルミン液を注入すると、青イチゴが赤イチゴに変わる。

白桃を黄桃缶詰につくる工程はもっとひどい。まず白桃をドラム缶に放りこんで工業用アルカリで皮を除去。蠅《はえ》が群がる桶に漬けてから、人工色素のレモンイエローとサンセットイエローを入れた鍋に放りこんで煮ると、白桃は黄桃に変わる。そのあとサッカリンやチクロなど使用が規制・禁止されている人工甘味料を添加すれば、缶詰ができあがる。そして、デタラメな出荷日のラベルを貼りつけて全国各地へ流すのだ。

●「年糕《ネンガオ》」（旧正月用餅）の見栄えをよくするためにこんなことが行なわれている。たとえば上海でも、品質保証期限を延長するために硫黄粉で蒸したり、工業用漂白剤で漂白したり、工業用違法薬剤を使って「人を引きつける鮮やかさ」の餅をつくるのだ。

●南京の有名冷凍食品ブランド〈海覇王甲天下〉では、期限切れ寸前または期限が切れた冷凍食品の生産日付を消して、新しい日付を打ちなおして販売した。これが発覚して製品を差し押さえられた。江西省南昌では「核桃露」（クルミ飲料）の在庫品三万缶の品質保証期限の日付が改《かい》竄《ざん》された。スーパーで大量に出まわっている期限切れの水餃子や団子などは、いったん棚卸しをしたのち新品としてスーパーに戻している。

●安徽《あんき》省郎渓《ろうけい》県は有数の茶産地で、茶畑は県内の十字鎮に集中している。宜郎広茶葉総公司の茶園だけでも一三〇〇ヘクタールあり、無公害モデル地区とされている。「緑色茶葉」は無公害と銘打っているが、中央テレビの記者が二〇〇五年七月はじめに十数カ所の茶園を取材してまわると、請負農家はメタミドフォスなどの劇毒農薬を散布しているだけでなく、茶葉を厚く見せるために、もち米粉を混入していた。

●北京市技術品質監督局は、缶詰食品について検査し、合格率を公表した。肉製品七五パーセント、食用菌缶詰五四・五パーセント、トマト缶詰六六・七パーセント。不合格品の七七・八パーセントは食品添加剤の使用違反。炭酸飲料メーカー二九社三〇品のうち合格品は一八品で六〇パーセント。不合格品は酵母菌と細菌群の基準値オーバーと二酸化炭素含量不足。

●江蘇省でケーキ加工メーカーを検査したところ、合格率は五七・五パーセントだった。

●湖南省岳陽《がくよう》の野菜の塩漬け瓶を検査したところ、表面に死んだ蛆虫《うじむし》が浮いていた。

●北京品質監督局は、有名な〈銭江牌《チエンチヤンパイ》〉ブランドの干し大根二五トン、一三〇〇ケースを押収した。安息酸ソーダ含有が基準の五〜七倍オーバーしていた。

●二〇〇五年四月一一日、国家品質検査総局は、麺類に使用する増白剤の基準を大幅にオーバーしていた製品名を公表した。有名製品がずらりと並んでいた。また市販の白砂糖と黒砂糖の抜き取り検査を行ない、二酸化硫黄の残留量基準オーバー、糖分含量不足、雑物含有過多、ラベル表記不実など、とくに粗悪な四品の名前を公表した。

私は二〇〇五年五月〜七月まで、江西中徳大地生物工程有限公司で取材したが（第2章参照）、その間に発生した江西地域のものだけでも、以下がある。

●ケーキ店の製造日改竄、売れ残り月餅の餡《あん》の再使用・再販売、粗悪ゴマを染色処理し「優良黒ゴマ」として販売、カラメルソースでニセのペプシコーラを製造販売、ニセ「香港天域醤油」とニセ「北京特麗潔純浄水」（ミネラルウオーター）の製造販売、偽造検疫証明書付き不良豚肉の販売、使用不可の豚の臓器・くず肉の販売。

●江西地域での抜き取り検査によれば、合格率は、食用植物油八八・七パーセント、落花生油六割（残留溶剤基準値超過、アフラトキシン基準値超過、酸価値大）、醤油六四パーセント（アミノ酸窒素含量とタンパク質含量低すぎる。アンモニウム塩不合格）、アイスキャンデー六三・六パーセント（大腸菌群基準値超過、タンパク質と脂肪分標準達せず、表示不合格）。

●江西で名の知れた「煌上煌」集団公司の漬物製品が、南昌市その他で連続して集団中毒事件を起こした。調査したところ、ブドウ球菌による中毒と判明。公司の代表は公開の場で今後の生産設備の改善を表明した。

●中央テレビで日曜日の一二時半から放送されている「毎周質量報告」は視聴率が高く、悪質食品の内幕を暴いて大衆の喝采《かっさい》を得ていた。たとえば、スイカやカボチャの食用種や果物を見栄えよくするために、発癌性物質のミョウバンが使用されていたり、アンモニア水や化学肥料を加えた春雨など、人々を驚かせ、怒らせる事例を暴いていた。ところが番組では、しだいにこの種の暴露を行なわなくなった。圧力がかかったのだ。

三、弱者グループ「農民工」の食品安全の現状調査

工賃不払いで泣くに泣けない農民工に、現場の親方たちは経費節減のためと言って、発癌性が最強といわれるアフラトキシンを含んだ古米を食べさせている。農民工は泣きっ面にハチだ。

河北《かほく》、黒龍江《こくりゅうこう》、遼寧《りょうねい》、天津《てんしん》などの都市にある数十カ所の糧油（穀物・食用油）卸市場に、一時期、非常に安価な「民工米」が相次いで出現した。二〇〇四年一〇月、中央テレビの記者た

ちが手分けして実地調査を行なった。人体に危害を及ぼす古米は卸市場だけでなく、天津や北京では堂々と販売されていた。北京近くの河北最大の卸市場内では、半分以上の屋台が「民工米」を売っていた。「民工米」の大半は倉庫の裏部屋に貯蔵されている。一般米に比べて黄色味がかり、嗅いでみるとカビ臭がする。

情報筋によると、「民工米」はいずれも現場の親方に売られており、今年（二〇〇四年）がとくにひどい。一袋四六キロ入りの「民工米」は四八元で、一般米の三分の一の値段。米屋は一般米一袋を売っても純利はわずか一元あまりだが、「民工米」を一袋売ると純利は少なくとも七、八元だから、こたえられないのだ。「民工米」は一度に大量に工事現場に売れることから、その名がつけられた。飯場の食堂でこれに手が加えられる。ポイントは米を水に浸してよくもむことだ。そうすると、米の黄色がとれてカビ臭も緩和される。

記者が取材した米屋では、「民工米」トラック一台分四〇〇袋がすぐに売り切れたという。日に二、三トン売れる米屋もある。三〇〇人の民工をかかえるある現場の親方は、極秘取材をする記者に、「民工米を使ったおかげで、経費は大幅に削減できるし、バックマージンが入る。民工の口から毎月五〇〇〇元は稼がせてもらっている」と言い放った。

雑誌『中国質量万里行』社によると、かなり広い地域の「糧油」卸市場で相当量の「民工米」が扱われており、確実な見積もりでは、北京だけでも毎年一万トン以上は「民工」の口に入っているそうだ。これらの古米は本来、特別な資格をもつ醸造などの加工企業向けに販売されるものである。

中国農業大学食品学院副院長の胡小松《こしょうしょう》によると、アフラトキシンの毒性はシアン化カリの約一〇倍も強く、人体に入ると、とくに肝臓に打撃を与え肝臓の癌化を引き起こす。試験データでは、発癌にいたる時間は最短で二四週。最強の発癌性化学物質だという。さらに大きな問題は、これら「民工米」が工事現場だけでなく、大学、食堂、または煎餅《せんべい》生産会社へ流れていっていることである。古米の主要な出所は、東北の遼寧省遼東と黒龍江省五常《ごじょう》に集中しているが、北京にも現地の古米がある。国有食糧倉庫や古米を競売にかける企業である。「民工米」の問題はじつは、食品安全の面ばかりでなく、制度と良識の欠如を公衆の面前にさらけ出すものである。

四、安徽省阜陽《ふよう》市の「毒粉ミルク事件」は氷山の一角

中国の大都市の児童たちに見られる疾病（野菜果物の残留農薬、たとえば有機リンなら神経機能障害、重傷者は中毒死する。重金属、亜硝塩なら慢性中毒で児童癌症や軟骨病など奇病になる）は、少なからず「物を食べたり、滋養を摂ったり」したことが原因となって引き起こさ

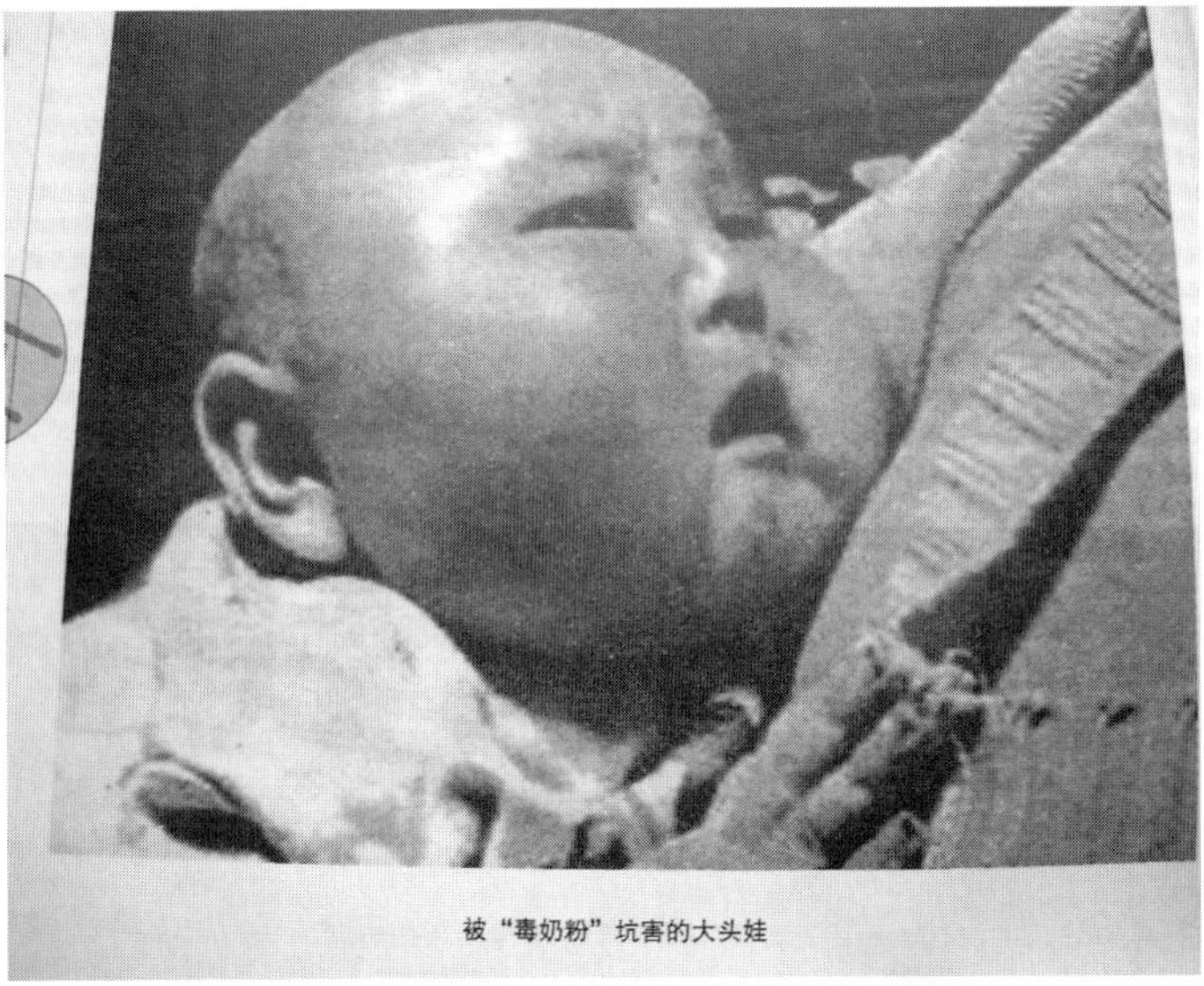

国内で報道された安徽省阜陽市の「頭部巨大化幼児」

れている。しかし、中国の貧しい農村の児童たちの境遇は、さらに凄惨だと言えよう。

　安徽省は、乞食から身を起こした明朝の初代皇帝朱元璋《しゅげんしょう》が生まれた土地柄である。その安徽省阜陽市という街は、長期間にわたって粗悪な幼児用粉ミルクを製造販売したため、二〇〇四年に「頭部巨大化幼児」が出て、人々を狼《ろう》狽《ばい》させ、悪名は海外にまでとどろき、中国食品の安全に対する警戒心を呼び起こした。カナダから帰国したある友人は、中国人だと紹介されたとたんに、相手が「頭部巨大化幼児」と大声で連発し、気まずい思いをしたと言っていた。

二〇〇四年四月に報道された安徽省阜陽の粗悪な粉ミルク事件では、百数十名の幼児が被害を受け、うち一三名が死亡。中央テレビの報道によると、二〇〇三年に粗悪粉ミルクは阜陽の農村市場にあふれていたという。二〇〇三年四月から一〇月のあいだが最も多く、被害幼児一〇〇名、死者数十名が出た。同年八月七日、ある幼児が病院へ送りこまれ、一三日には生後一三〇日のその幼児が死亡。肝臓と腎臓には重度の衰弱が見られ、腸源性皮膚炎を併発し、局部の潰乱があった。二〇〇五年はじめ、阜陽市工商部は三三種類の粗悪粉ミルクを差し押さえたが、悪徳販売人は、中身はそのままで名前だけを替えて販売しつづけている。同市には今でも粗悪粉ミルク四五種類が出現している。

阜陽事件後、山東省曹《そう》県でも大量の粗悪粉ミルク、広東省汕頭《スワトウ》にも発癌性粉ミルク、甘粛省《かんしゅく》蘭州《らんしゅう》でも有毒な粉ミルクが販売されているとメディアが報じたほか、海南省、湖北、浙江、四川、広西、河南、甘粛などの各省で続々と粗悪粉ミルクが摘発され、押収された。しかし、粗悪粉ミルクはその後も北京のスーパーで発見されているから、全国への浸透度は推して知るべしである。有害粗悪粉ミルク被害による「頭部巨大化幼児」は、二〇〇五年までに四〇〇〜五〇〇人いると推定されている。

中央テレビが、頭部の巨大化した幼児の姿を茶の間に映し出し、中央政府も放っておけず、現地へ調査員を何度も派遣したことで、世界を震撼《しんかん》させた毒粉ミルク事件は収まるかと思われたが、さにあらず、こんどは中央と地方の役人のだましあいのドラマが展開された。

まずは阜陽太和《たいわ》県工商局が、国務院調査組を欺く事件が明るみに出た。県工商局は急遽《きゅうきょ》、一四八件を立件したと上級の市工商局に報告し、「処罰決定書」までつくり、メディアにも発表した。あとで市が検証すると、八件しか立件していないことがわかった。そこへ中央から調査組が到着。ある工場で粗悪粉ミルク八九〇袋を押収して調べると、これらは書類上では不合格品となっていた。県工商局は下部の責任者数名を免職処分したと発表した。ところがこの免職処分も外部への見せかけのニセ処分だったことが発覚した。たまたま中央テレビの記者が現地に来たとき、処分されたはずの者が勤務しているのを発見したのだ。

さらに調査組が帰るや、無料にした治療代が有料に戻された。太和県のある村の農民の夫婦が、「粗悪粉ミルク」（その後の検査でタンパク質含量わずか二・一三パーセントと判明）にリストアップされていた〈陽光貝貝《ヤングアンベイベイ》〉ブランドの粉ミルクを子供に飲ませた。子供の頭部が浮《む》腫《く》んできた。四月二五日、テレビで国務院調査組が来ているのを見た夫婦が、幼児を抱いて県医院に行くと、無料で治療を受けた。ところが二日後の二七日に調査組が帰ると、県医院は即日、彼らに対して、条件に合わないので無料の治療は停止すると宣言し、子供はすぐに退院させられたのである。このように、被害を受けた幼児は認定を受けられず、在宅治療のままである。

一方、調査組が現地から離れて二カ月たっても、粗悪粉ミルク販売人は法廷に出頭しないという。六月に被害者が粗悪粉ミルクの販売商を正式に告訴した。裁判所は起訴を受理したあと判決を下し、原告が請求する医療賠償、そして精神的苦痛を受けたとして合わせて約二五万元を被告に科した。被告は同県に在住しているにもかかわらず、当局は被告がすでに逃亡して行方不明となり逮捕できないと言い、被害者は裁判で勝ったものの泣き寝入りのままだ。

これが中国共産党統治五〇年の恐怖とウソに満ちた現状である。そして、これが今日の食品安全がいっこうに改善されず、脅かされつづけている根源である。だからこそ庶民のあいだでは、「郷は県をだまし、県は市をだまし、市は省をだまし、省は中央をだます」という民謡が流行《はや》りつづけているのだ。いかなる官吏もウソをつけず、ウソをつく踏ん切りもつかないと保証するシステムを確立するしかないとつくづく思うしだいである。

【訳注】粉ミルクメーカーが農村用安価品から高い利益を得ようと、必要成分のタンパク質をほとんど入れず、工業用添加剤などを加えて見せかけの粉ミルク粗悪品を製造した。国の基準に従えば、幼児用粉ミルクには一〇〇グラム当たりタンパク質成分は最低一八グラムでなければならないのに、〇・三七~三グラムしかないのである。そして口当たりをよくするために有害な工業用添加剤を多量に加えている。たとえば、鉄分含量は一〇〇グラム当たり七~一一ミリグラム以下でなければならないのに、実際は一三・四ミリグラム。さらに有害重金属なども多量に含まれる。その結果、長期間食用した幼

児は、タンパク質欠乏の栄養失調、有毒成分が侵食して頭部巨大化、顔面浮腫、内臓の破壊が進行したと考えられる。粉ミルクは、農村の貧しい共稼ぎ夫婦の必需品となっている。知識もなく、普通の粉ミルクを買う経済力のない農民が、悪徳商人につけこまれた、弱肉強食の中国の社会現象を示した事件である。

「食」をめぐる重大事件をリストアップする

「食」が引き起こした重大事件を古い順に振り返ってみよう。

・一九八七年一二月から翌八八年の二月まで、上海でA型肝炎が爆発的に流行。三〇万人の市民が感染、四月になると四〇万に増加した（第1章参照）。

・一九九六年六月、雲南省会沢市で工業酒精からつくったニセ酒事件で、一五七人が身体障害、三六人が死亡した。

・一九九六年六月から翌月二一日まで、雲南省曲靖地区会沢県でバラ売りのメタノール入り白酒《パイチユウ》を飲用したのちに大規模中毒事件が発生。一九二人が中毒、三五人が死亡、六人が後遺症によって身体障害者となった。

・一九九八年二月、山西省朔州《さくしゅう》、沂州《きしゅう》大同などの地区で連続的にニセ酒を飲用して中毒事件が発生。二百数十人が中毒、七人が死亡。
・一九九八年、江西省で有機錫《すず》用として使用されたドラム缶に入ったラードを食べたことから中毒事件が発生。二〇〇人近くが中毒になり、三人が死亡。
・一九九九年一月、広東省で起きた学生四六人の食中毒、同じく六月に某省で発生した三四人の食中毒は、メタミドフォス農薬残留の野菜の食用が原因。
・一九九九年、全国都市スポーツ大会で五一人の選手がブドウ球菌中毒。
・一九九九年八月、広東省肇慶《ちょうけい》市で、パラフィン油混入の食用油で七〇〇人が中毒。
・二〇〇一年、江西省永修県で野生キノコを食べて五〇〇〇余人が中毒。うち少なくとも一〇人が死亡。
・二〇〇一年、広西自治区陸川県で、二〇人がフグの乾物を食べて中毒、死亡二人。
・二〇〇一年一一月一日から七日間に、広東省河源市で、肉赤身化剤（第2章参照）使用豚肉の食用で四八四人が中毒。
・二〇〇一年九月四日、吉林《きつりん》市で、豆乳を飲んだ学生六〇〇〇人が中毒。
・二〇〇二年、湖南省のある村で、一〇〇人が毒キノコを食用して中毒、五人死亡。
・二〇〇二年、長春市で三〇〇〇余人の学生が変質豆乳を飲んで中毒。
・二〇〇二年五月、湖南省陵水《りょうすい》県の小学校で、児童三七人がメタミドフォス農薬残留メロンを食べて集団中毒になったが、救急治療によって死者は出ず。
・二〇〇二年六月一三日、広東省中山市で七八人が有機リン農薬残留の「空心菜《くうしんさい》」を食べて中毒。
・二〇〇二年七月八日、海南省海口市で四十数人の観光客が細菌中毒。
・二〇〇三年三月一九日、遼寧省海城の学生三〇〇〇人が豆乳中毒、うち三人死亡。
・二〇〇三年四月、サーズ（重症急性呼吸器症候群）が全国を席巻し、直接的経済損失一〇〇〇億元強を出した。
・二〇〇三年六月六日、広西省玉林市の師範学校など四校の学生八七人が、フォルムアルデヒド・スルフォキシレートナトリウムを違法添加した春雨を食べて中毒。
・二〇〇三年七月三日、頭髪分解アミノ酸で調製した有毒醤油（第4章参照）が市場に流れたとの情報で当局が取締りを行なったが、すでに七六トンが市民に購入され、残り九トンのみ差し押さえられた。これらの製品には砒素《ひそ》、鉛など有毒物質のほかに、癲癇《てんかん》症を引き起こすといわれる〈4－メチルイミダゾール〉が含まれているという。
・二〇〇三年七月二八日、広州市でアフラトキシン含有米が発見。粗悪米を使った加工工場三カ所を調査処理し、粗悪米三〇〇トンを差し押さえた。
・二〇〇四年二月、衛生部は、大規模な食中毒事件三〇件、中毒者延べ八四七人、死者一五

人の通報を受けた。内訳は、家庭内の食中毒九件、中毒者四〇人、死者九人。食堂での集団中毒一〇件、中毒者四〇三人、死者三人。学校での食中毒九件、中毒者三九九人、死者一人。その他の場所での食中毒二件、中毒者五人、死者二人。

・二〇〇四年四月、安徽省阜陽の粗悪粉ミルク事件で百数十人の幼児が被害に遭い、十数人の幼児が死亡。（本章前出の、二〇〇三年四月〜一〇月に起きた事件は公表されなかった）

・二〇〇四年五月、工商行政管理総局が、湖南省岳陽、甘粛省蘭州、四川省成都、江西省南昌、吉林省長春、河南省鄭州《ていしゅう》、河北省廊坊《ろうぼう》、福建省南平の八カ所の重点食品市場で、二四種類の食品について検査を行なった。抜き取り検査の合格率はわずか六五・八パーセント。この状況から、現在の中国の食品安全問題の特徴を五つ挙げた。

1　有毒有害物質による加工食品は、とくに乾物と水産品に突出している。

2　食品添加剤の使用基準超過は、とくに豆製品が突出している。

3　一部の食品の衛生はかなり憂慮の状況にある。

4　一部の食品、なかでも乳製品の栄養指標と成分含量は要求に達していない。

5　食品表示は標準に合わない。防腐剤、着色剤、甘味剤の具体名称を表示しないし、日付、含量の表示はあっても間違いだらけ。

■「食」がもたらす災難は終わらない

今日にいたっても、中国の食品の安全はなお惨憺《さんたん》たるありさまである。中央テレビの「毎周質量報告」と「焦点訪談」（クローズアップ・インタビュー）の二つの番組に取りあげられた事件のいくつかを拾ってみる。

●二〇〇六年一一月九日放映の「中国食品のニセ製品作り事件」

黒龍江省海林市のマーケットで買った袋入りの生ワラビや生キノコを検査したところ、いずれも使用禁止の数種類の化学品で処理し、ナマモノに見せかけていた。

浙江省慈渓《じけい》市では、貴重品であるはずの「ツバメの巣」（海ツバメが海藻を飲んで吐き出すツバゼリー。中華料理の珍品食材）の加工品が極安価格で売られているとの情報を得た記者が、加工会社に隠密取材すると、「ツバメの巣」はゼロ。白キクラゲ粉末と色素とハチミツの代わりにサッカリンで調製したニセモノと判明した。同社の社長が言うには、同業他社もみな「ツバメの巣」はゼロだ。同市の品質技術監督局の役人に質《ただ》すと、当市以外の地方も同じことをやっていると、責任回避の弁。当地の役人はこのニセモノを高級贈答品として使っているという。

●二〇〇六年一一月二六日、広州当局がマーケットで売っている「腐竹《フーツー》」（干し湯葉）を検査したところ、発癌性物質含有品が三〇パーセントもあった。香港市場の「腐竹」の半分は中国、それも主に広東省からの輸入品で占められている。「腐竹」のような伝統食品の多くは、輸入時の登録や検査証明書が義務づけられておらず、追跡調査は難しい。

●同じく二〇〇六年一一月二六日、山東省で「フカヒレ」のニセモノが発覚。済南市の食品安全担当部署は、工業用ゼラチンと化学品でつくったニセ「フカヒレ」がマーケットに出回っているのを発見し、市内で四〇〇〇件にのぼる違法行為を調査し、処理した。工業用ゼラチンによる「フカヒレ」製造のほかに、ホルムアルデヒドに「フカヒレ」やヒヅメの腱（中華料理の食材）を浸漬《しんせき》し、防腐、増量してから塩酸で処理し、色を鮮やかにし、体積をふくらませていたものも見つかった。

■商業道徳の喪失と行政の腐敗

二〇〇六年一〇月二二日、食品安全についてのネット上の意見

広州で、またも商人が死んだカニを違法に大量販売していたことが発覚。その後、台湾当局が中国産上海ガニから発癌性物質を検出、旅客の上海ガニ持ち込みを禁止した。中国のさまざまな食品に有毒物質が含まれている事故が頻発するのは、商業道徳の喪失なのか、当局の監督

不行届きなのか。
ネット上には次のような意見が書きこまれた。
「中国の違法商人が民衆の生命の安全を顧みないのは、利益を得るためには手段を選ばないからだ。広州の事件は氷山の一角だ。ニセモノや中毒事件が絶えないのは、社会的道徳の低落を反映したものだが、行政の監督不行届きとも関係がある。最近、南海では有毒野菜による集団食中毒事件で三〇〇人近くの学生が被害にあった。これは当地の行政部門が真剣に検査を行なわなかったことと関係がある」（広東省南海市在住）
「一般家庭の食品も充分気をつけなければならない。食品事故の頻発は、腐敗・汚職と軌を一にしている。いずれも『上に政策あれば、下に対策あり』。中国に食品の安全に関する法規がないわけではない。それがきちんと執行されていないだけだ。そこを違法商人につけこまれ、彼らはせっせと粗悪品をつくっているのだ」（広東省梅州市在住）
「たとえ当局が、食品安全管理部署をバラバラのタテ割り行政から一本化するべく改革を行なったとしても、問題は解決しない。なぜかといえば、中国には報道の自由も世論の監視もないから、強大な行政部門には職務に尽くす自覚が生まれないのだ」（江門市在住）
これらの書き込みはいずれも、商業道徳の喪失と当局の監督不足は因果関係があると見ている。

行政はふだんから抜き取り検査や監督をきちんとやっておくべきであり、後手後手にまわってはいけない。生産の源から違法行為を取り締まってこそ、消費者の信頼を回復することができるのである。

第４章

経済のグローバル化と「食の安全」をめぐる戦い

世界はグローバル化し、ある国で風邪を引くと別の国でクシャミをする。食品貿易のグローバル化は、ある国の食品汚染が進むと別の国も汚染されるようになる。

エビのクロロマイセチン汚染がウィーンで発覚

太陽が輝き、海風がそよぎ、磯のにおいに満ちた中国浙江《せっこう》省舟山《しゅうざん》群島（上海の南、杭州の東の離島群）にある大型エビの養殖場。安手ながら色鮮やかな夏服を着た大勢の娘たちが、きゃあきゃあ笑いながらエビの殻剝き作業をしている。一人の娘が悲鳴を上げた。鋭く、硬いエビの殻が指を刺したのだ。娘はおもむろにポケットからクロロマイセチン軟膏を取り出して指に塗ると、再び笑顔で作業を続けた。

さて、地球はいまや一つの大きな村となった。こちらの家で誰かが風邪を引けば、あちらの家でクシャミする人間が出る。

養殖場で働く娘が指を傷つけたのと同じころ、すなわち二〇〇一年のはじめ、オーストリアの音楽の都ウィーンでは別な光景が見られた。ふだんはさほど人の入っていないスーパーマーケット〈カルフール〉の前で、大勢の人々が、厚く積もった雪も解かすほどの熱気でプラカードを掲げ、なにやら大声を上げている。当地の〈グリーン・ピース〉（国際的な環境保護団体。一九七一年創設、本部アムステルダム）が、オーストリアのすべてのスーパーマーケットで販売されている水産物について、「毒物」の緊急検査を強行していたのである。消費者から、〈カルフール〉で売られている冷凍エビを食べたところ、アレルギー反応が出たとの訴えがあったのだ。

検査の結果、ドイツのリスティック社が生産した剝き身エビ製品の一部に、使用が禁止されているクロロマイセチンが検出された。その剝き身エビは中国の舟山群島から輸入されたものだとわかった。

「しかたがないことだ。わが国の漁師の娘は文化程度が低い。長いあいだ、不注意にもクロロマイセチンを塗った手で作業をしてきたから、養殖エビからクロロマイセチンが検出される事態となったのだ。これが海外に輸出されて大騒ぎとなり、国家に大損害を与えてしまった」

これが、かの地で事件を調査した役人たちがあちこちで言いふらした弁明だ。彼らはこういう弁解で国際社会をごまかした。中国の養殖場では広範囲にわたり大量の有害物質が撒かれていることを、ひた隠すための虚偽の弁解の見本の一つである。

しかしＥＵ（欧州連合）側はこのようなへたな言い訳を信用せず、ただちに中国産の水産物に対する検査を強化した。二〇〇一年一一月、中国からの水産品九十数荷口（ロット）から、基準値をオーバーしたクロロマイセチンと、その他の残留薬品が検出された。そのなかには福《ふく》建《けん》省のウナギや江蘇《こうそ》省の大型淡水エビなどが含まれていた。

「雪のなかに死者を埋めてはおけない」（雪のなかに死者を埋めておいても、雪が解ければ発見される。隠し事は必ず露見するの意）ということわざが示す道理すら、この役人たちは知らないと見える。相手は工業化と市場経済の古参たるヨーロッパである。役人たちの掛け声に、なんでも「はい、はい」と従う愚民とは違うのだ。

このような一時しのぎの無責任なごまかしをやったために、二〇〇六年になると、発癌性《はつがんせい》物質を含んだイシビラメをはじめとする水産物が、国内にそして香港にと氾濫することになった。

イシビラメ、メバルから発癌性物質が

第1章で述べたとおり、二〇〇六年一一月半ば、上海市食品薬品監督管理局が、市販されているイシビラメの抜き取り検査を実施したところ、どのサンプリングでも薬品残留値が基準値を相当にオーバーしていることが判明した。しかもすべてに発癌性物質のニトロフラン類の残留が検出された。エンロフロキサシン、シプロフロキサシン、マラカイト・グリーン、クロロマイセチン、エリスロマイシンなどの使用禁止薬品が残留していたのである。

つづいて北京市食品安全処理迅速組織が、北京全市の水産卸市場内でイシビラメの抜き取り検査を行なったところ、サンプリングから残留薬品とマラカイト・グリーンなどの使用禁止薬品が検出された。

一一月二四日、香港政府食物安全処理担当官は「先ごろ、香港食物安全センターが、卵と淡

水魚の抜き取り検査をしたところ、『桂花魚』（厥魚〔けつぎょ〕ともいう。養殖の淡水メバルの一種）のサンプリング一五件のうち一一件で、マラカイト・グリーン〇・〇〇二二〜二・三ppmの含有が認められた」と発表した。

同月上旬、国内のイシビラメ、メバル事件の余波が収まらないところへ、香港食物環境衛生署が別の三種類の海水養殖魚に発癌性物質が検出されたと発表した。

一二月二日、成都《せいと》市食品安全委員会弁公室が、「水務部が当市の養殖場、スーパー、卸市場でメバルの抜き取り検査をしたところ、サンプリング一〇件のうち三件にクロロマイセチンとマラカイト・グリーンの残留物が検出された。これらはいずれも広東《カントン》と浙江から仕入れたものだ」と通報すると、成都市工商局は「マラカイト・グリーン含有の疑いのあるメバルなどの水産物は、すべて撤去し販売を中止せよ」と緊急通達を出した。

一二月一四日、杭州市場でイシビラメの抜き取り検査をし

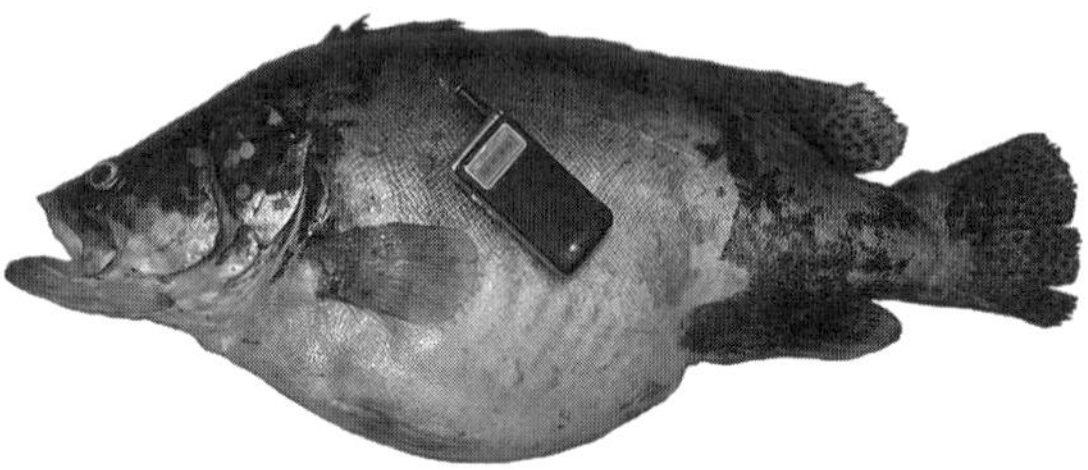

汚染された「多宝魚」（イシビラメ）

たところ、多種の使用禁止薬品が検出された。

　このように、上海がイシビラメの販売禁止令を出すと、全国各地の水産市場で次々と調査が行なわれ、北京、西安、広州、合肥《ごうひ》、杭州、香港などの都市や地区で、使用禁止薬品が検出されるや、ただちに販売中止令が出された。

　これによって、山東省のイシビラメの主産地では、二〇億人民元（約三一〇億円）相当のイシビラメが売れなくなった。この数字には、国内外で引き起こされたさまざまな悪影響の損失は入っていない。とくに海外では、中国はグルメ大国というイメージが損なわれ、中国食品は大きなダメージをこうむり、新たな国際貿易の紛糾を招く結果となった。

【訳注】 中国の漁業生産量は世界で断トツの一位、世界の生産量の四割近くにのぼる六〇六三万トンである（ＦＡＯ＝国連食糧農業機関のまとめ）。ここ数年は年率五パーセント前後の伸び。うち養殖が七割を超える。ちなみに二位はペルーの九四二万トン。日本は五位で五七四万トン。

■醤油《しょうゆ》の原料に髪の毛が使われている！

近年、醤油の抗酸化効果は紹興酒の十数倍も高いという研究報告や、アジア食品の流行もあって、二〇〇五年のイギリスの醬油消費量は前年比一〇パーセント増であった。醬油はいまや欧米人の日常の必需品となっている。

しかしながら、イギリスの食品標準局は、国内で販売されている一部の醬油に、基準値をオーバーした発癌性物質が含まれているとの警告を出した。何社かのアジア食品販売会社は、不合格の醬油を回収中である。英『タイムズ』紙の報道によると、食品標準局の抜き取りのサンプリング検査の結果、一〇〇件のうち二二件に、EUの安全基準値を超えた〈3－MCPD〉含有物質（発癌性化学物質）が検出されたという。不合格品はすべて中国、香港、台湾からの輸入品だった。だが、外貨獲得のための輸出用醬油は比較的、品質のいいものである。

●中国社会のモラルの低下がもたらした、危険な中国輸出産品

（二〇〇七年四月二〇日、ワシントン発の報道）

欧州委員会は昨一九日、二〇〇七年の商品安全評価報告書を提出した。そのなかで、EU市場で発覚した危険商品九二四種類のうち、半数近い四四〇種類は中国からの輸入品だと判明した。商品の種類が多岐にわたり、数量も多かったことは、中国がEUへの最大の輸出国であることを反映したものだが、一方で中国商品の安全性については深刻な問題があることを示している。

アメリカ在住の中国問題研究者である程暁農《ていぎょうのう》氏は、〈ボイス・オブ・アメリカ〉のインタビューを受け、次のような意見を表明した。

「遅かれ早かれ、中国産品の品質、なかでも食品安全の問題が国際的な問題を引き起こすことは、中国国内にいる者なら誰でも知っている……。過去十数年来、いや二十数年来、中国産品は品質の点で問題を起こしている。中国国内のネット上では、こんな冗談が流行《はや》っている。『コメを買ったとき、それは漂白剤で漂白されているかもしれない。豆腐を買うとき、その豆腐は、使用後の傷病用石膏《せっこう》（中国ではにがりに石膏＝硫酸カルシウムが使われる場合がある）を使ってつくられたものかもしれない。野菜を買うときは、農薬がきれいに洗い流されたかどうかが心配だ。肉を買うときは、ホルモン注射がされたかどうかが心配だ』」

中国は今、世界の製造業の中心であり、世界的な貿易大国だと称している。先週のＷＴＯ報告は、中国の輸出はすでにアメリカを超え、ドイツに次いで世界第二位であることを明らかにした。国際メディアは、中国の商品安全の問題は、貿易大国の地位にふさわしいものではないと指摘した。

先の程氏は、「中国の輸出品の品質問題は、経済や法律の問題というだけでなく、商業倫理にかかわる問題である……。中国は輸出大国だが、一方においては、過去二〇年来、政治倫理、社会倫理、商業倫理が急激に悪化している。社会全体の倫理の低下、信頼・誠意といった基本的な行為の規範がことごとく破壊された状況下にある。中国産品の品質劣化は、このような社会状況を反映したものである」とコメントした。

私は二〇〇六年、ドイツの「ユリシーズ国際ルポルタージュ文学賞」授賞式に出席した折り、パリに立ち寄り、その年の一二月末に講演した。そのなかで次のような最新事情を明らかにした。それは、二〇〇六年一二月一五日にフランスの国際放送局が中国中央テレビ局の報道を引用して放送した部分である。

「北京市工商局は先日、大豆成分を含まないヤミ醤油工場一八カ所を摘発した。これらの工場は、砒素《ひそ》、鉛、水銀など有毒元素が含まれているカラメル色素を塩水で薄めただけのニセ醤油を生産していた。なかでも最も由々しきことは、細菌含有量が基準の八六倍もあることだ。これらニセ醤油は、すでに北京市場と周辺市場に大量に流れている」

ところで、ここに中国人が発明した醤油がある。人間の頭髪を原料に使った醤油である。欧米人がこれを知れば気分が悪くなるはずだが、発癌性があるとされる「頭髪醤油」は、今では中国の庶民の生活に浸透しているのである。

理髪店から集めた毛髪を分解し、アミノ酸溶液にしたものは「毛髪水」と俗称されている。

「毛髪水」は本来、工業用アミノ酸として使われていたが、いつしかこれを醤油など食用調味料の原料にしたのだ。「毛髪水」アミノ酸でつくられた醤油は、大豆を醗酵してつくった醸造醤油のアミノ酸に比べると安価なだけでなく、表面上は醸造醤油の品質検査基準に達している。

　東北や華北では、理髪店で刈った毛髪の大半が、一キロ当たりおよそ一人民元（約一五円）で集められる。これを一元八〇銭ほどで山東省や河北省の業者に売りつける。業者はこれをアミノ酸母液として全国各地に売る。醤油メーカーはこの母液を調製して「頭髪醤油」に仕上げ、安価な醤油として料理屋やレストラン、朝市に出荷する。河北省のある地方では頭髪の集荷、買付けがさかんで、「頭髪専業村」が出現しているほどだ。村には頭髪買取りセンターがあり、全国から集められた頭髪を初期加工して河北、山東、四川《しせん》、重慶などの大都市へ売っている。

　頭髪を分解してつくったアミノ酸母液には、砒素、鉛などが含まれており、肝臓、腎臓、血液系統や生殖系統などに有害で、癌を発症させるといわれている。

【訳注】共産中国になってからの醤油製造については、著者は言及していないが、中国の醤油の大半は、醗酵したものにアミノ酸液を添加するか、もしくはまったく醗酵させずに各種の合成アミノ酸を調合・調味してつくられている。短期間のうちに安価につくることができるためだ。かつて中国が発明した大豆醗酵による醤油づくりは日本が引き継いでいる。醤油の優れた醗酵技術は中国ではもはや途絶えたとさえ聞く。醤油は異なる味の各種アミノ酸を調整した調味料とも言えるが、大豆醗酵によるアミノ酸の味にま

さるものはない。したがって、中国産醤油がまずいのは周知のことだ。そして、最も安価なアミノ酸を求めてたどりついたのが、タダ同然の廃物頭髪なのである。頭髪は皮膚タンパク質であり、分解すれば各種アミノ酸となるのである。

■「食の安全」で貿易のイニシアチブを握る

これらの事例はあるいは、アヘン戦争に対するささやかな報復をひそかに仕掛けているというべきか。

アヘン戦争から、近年の中国食品の安全をめぐる国際間の戦いを見ていくと、一つの結論が導き出される。すなわち戦争とは「カネの戦い」だということである。今では多くの人々が、戦争をこのように定義している。フォークランド紛争、コソボ紛争、アフガン戦争、とくにアメリカのフセイン打倒戦争は、この定義の根拠を示しているだろう。

「カネの戦い」には二つの意味がある。カネのための戦争と、カネの多寡が勝敗を決するという意味である。一八四〇年にアヘンの密輸入が原因で始まった中英の戦いは、中国人のプライドを叩きのめし、以来一〇〇年以上にわたって卑屈にさせた戦争だが、その原因をたどると、「カネのための戦争」に属している。

こんな話が伝わっている。百数十年前、ロンドンのあるピアノ販売店に、中国探検から帰国したばかりのピアノ商人がやってきて、自分が思いついたアイディアを興奮ぎみに語り、株主たちを熱心に口説いた。

「中国はじつに広くて豊かな土地だ。人々は茶葉を売り、養蚕の絹を売ったりして豊かに暮らしている。彼ら黄色人種の日常生活は簡素だ。人口も多い。彼らが一〇戸に一戸の割合でわれわれのピアノを買えば、たいした市場になる。ピアノを船に満載していけば、帰りの船は金銀で満載となるにちがいない」

この説得が功を奏し、開拓精神にあふれた仲間たちから、たちまち巨額の資金が集まった。彼はピアノを買付け、商船隊を雇い、大いなる希望を抱いて、はるか遠い東洋の帝国にやってきた。「水から出て初めて両足の泥に気がつく」ということわざどおり、中国に着いた彼は、イギリスでつかんだ幸運を失ったことがわかった。彼は全力を尽くして販売を試みたが、胡弓《こきゅう》の音に親しんでいた清国の臣民は、彼が持ちこんだ奇妙な西洋玩具やその音色にまったく興味を示してくれなかった。そして、数カ月後にやっとある伝道師が一台買ってくれるという惨憺《さんたん》たる結果に終わった。

彼はやむなくピアノを満載したまま帰途についたが、さらに不幸なことに嵐に襲われ、商人もピアノも船もろとも海のもくずとなった。

百数十年前の中英間の貿易では、こういうエピソードに満ちていたという。

当時のイギリスでは、独りよがりな中国幻想があった。新聞にはしばしば「数億の中国人がシャツの袖を一インチ長くするだけで、イギリスの紡績工場は数十年分の仕事が得られる」という記事が載っている。また、「中国人がナイトキャップを一人一個ずつ使えば、わがイングランドの綿紡績工場でも製造が間に合わない」といった天真爛漫な演説をする議員がいたという。

ところが、当時の大清帝国の臣民たちは、自給自足で充分やっていた。イギリス人がはるばる海を越えて運んできたラシャや綿布、各種の機械は、はなから受けつけない。これに対して、イギリス側の中国茶葉や絹製品への欲求は日増しに高まっていった。イギリス政府は拡大する輸入超過の圧力に悩むことになった。

自由貿易を求めるイギリスの外交使節団は、海を渡って頻繁にやってきたが、われらが尊大なる康熙帝《こうきてい》(在位一六六二—一七二二)、乾隆帝《けんりゆうてい》や嘉慶帝《かけいてい》(在位一七九六—一八二〇)らは、こう回答している。

「大皇帝は万国に君臨し、その恩四方に及び、内地外夷を問わず、いずれも大皇帝の百姓なり。たとえ西夷の時計、ラシャ、羽毛のたぐいが立派でも、しょせんは中国に必需のものにあらず。しかしながら今日その通商を許したるは、大皇帝の外夷子民《がいいしみん》を憐れみ、一視同仁《いっしどうじん》の恩典なり」

「天朝の恩、各国の貿易の求めを許したるは恩賜大なり、しかして各国官民商人どもはひたすらその恩を感じ、帰化し、貪欲無尽はならず、いたずらな紛糾あってはならぬ」

「時計、ラシャのもの、天朝の必需にあらずが、茶葉、生糸は汝の国にはなくてはならぬものなり。この天朝、遠人に恵を垂らしたることを知れば、願い、いまだ不充分というなかれ……」

六カ月と二〇日を費やして、ようやく一八一六年に中国に到着したイギリス国王の特使アマースト卿は、叩頭など中国式礼儀を欠き門前払いをくらうと、本国に対して三つの処理案を提出した。すなわち、一、武力で中国に合理的条件にもとづく管理下の貿易を迫る。二、中国が制定した一切の制度に絶対服従する。三、中国との往来を絶つ、である。

大英帝国は第一案を選び、アヘン戦争を起こした。その結果、神秘的で豊かな中国の地は、イギリス植民者たちの無尽蔵の財布となり、彼らの工業製品の一大市場となったのである。

【訳注】 清国は西欧の国際貿易を理解せず、イギリスが欲しがっていた茶や絹を輸出したものの、イギリスからの輸入品は全面的に禁止した。茶の対価である銀の支払いに窮したイギリスは、インドから清国にアヘンを密輸して銀を取り戻した。清国ではアヘン中毒が広がり、銀も払底した。そこで清朝政府はアヘンを没収し、廃棄するという強硬手段をとった。これに対してイギリスは、一八四〇年に清国との開戦を決定。イギリスは清を破って南京条約を結び、香港島が割譲された。著者はアヘン戦争を、西欧との最初の貿易戦争と位置づけている。

アヘン戦争から数十年のち、アメリカもまた中国市場の開拓を始めた。彼らは黒船と巨砲を使うほかに、イギリス以上に巧妙で効果的なやり方を考えた。

アメリカのある石油会社は中国の灯りに着目し、ランプ用の石油を売りこもうとした。だが、菜種油や桐油を使い慣れた中国人は、どうしても石油を受けつけない。石油の値段を桐油より安くしてもだめだった。そこで、中国通のある社員が知恵をしぼった。まずは美しいガラスの覆いをつけた石油ランプを中国に取りよせ、これを街頭で教会の信者に使わせ、中国人には無料で進呈したのだ。石油ランプは桐油を使った旧式の灯りよりも明るくきれいで清潔、しかも無料だ。油が切れてもランプを捨てるわけにもいかず、人々は石油を買うようになった。市場が開拓され、アメリカの商人は大儲けした……。

私は売込みの技術を述べるためにこれらのエピソードを取りあげたのではない。国と国との貿易の原理を説明したいのである。貿易に起因する国際紛争は、砲火硝煙の漂う血なまぐさい植民地拡張戦争から始まり、「冷戦」型へと移っていった。それでも変わらないのは、貿易総額の際限のない拡大と先進国の利益の無限の拡大化であり、現今の国際情勢においても、貿易の基本原理は同じである。

加工製品、農産物、畜産物を主要輸出品とする発展途上国の中国から見れば、かつての黒船や巨砲にあたるのは、農産品を検査する先端ハイテク機器である。欧米諸国はこれらのハイテク機器を用いることで、発展途上国の農産品輸出に対する「ソフトの壁」をいともたやすく築きあげたのである。彼らはみずからの体系立った検査基準を設け、相手側の輸出品目が極力この基準に達しないようにする一方で、自分たちの輸出品目に使用禁止の含有成分が含まれていても検査できないようにしている。これによって、貿易における入超と出超をコントロールできるのである。

高レベルの安全基準を「ソフトの壁」と見る中国

中国のインターネットサイト〈実験室〉は二〇〇四年八月はじめ、「中国のハイテクの基準戦略に関する研究報告」を発表し、これをめぐって政府と企業のトップのあいだに激しい議論が巻き起こった。ハイテクの基準というのは、中国がこなせない贅沢なゲームなのか。報告では次のように指摘している。

先進国家はいまや多くの産業において、その技術の先進性と機先を制するタイミングで基準を制定している。この基準が制定されて、一つの産業が生まれる場合すらある。こうした隠された規則は、世界貿易のなかでしだいに力があらわになってくると、その基準が産業をコントロールし、競争相手を抑止する一つの道具となる。そうすると、先発企業の優勢はますます顕著となり、後発企業の成長は妨げられ、成長のプロセスはいっそう困難なものとなる。一方においては、その基準が利益分配の道具となり、利益配分は先行する多国籍企業へ多く傾き、多国籍企業の知的財産権の使用料はますます高くなり、後発国家と後発企業の低コストの優位性は徐々に失われていく……。

全米アジア研究所（ＮＢＡ）は近年、安全基準戦略に関する特別報告を発表した。それによると、基準を制定した先発国家は基準のルール設定を希望するだけでなく、後発国家が永遠に彼らに従うことを希望しているという。後発国家が自分の基準をつくるとすれば、それは先発国家の基準体系に挑戦することを意味する。

中国はＷＴＯ（世界貿易機関）に加盟するまでの協議に一五年を費やした。あの朱鎔基《しゅようき》元首相をして「協議の席に着いたメンバーは全員が白髪になった」と嘆かせた。中国がようやくＷＴＯに加盟して関税の壁が取りはらわれるやいなや、西側先進諸国は「ソフトの壁」を設けた。中国はまたもや新たな国際貿易の壁に直面し、新たな貿易摩擦の時代を迎えることになった。

「ソフトの壁」は関税という「ハードの壁」に相対するもので、西側諸国は早くからこれを入念に準備してきた。国際性をもつ「ソフトの壁」を完全にコントロールし、強化したのちに「ハードの壁」を撤廃したのである。

「ソフトの壁」には多くの種類がある。主なものをあげると、環境保護、動植物衛生検疫措置などの技術面の壁、市場立法、反ダンピング法案など市場と消費面の壁、WTOの規則に違反しない範囲で自国製品の利益を保護するために不断に提出される苛酷なグリーンの壁、安全の壁などの新保護貿易主義の壁など。このほかに、自国の自然、地理、気候などの特徴と技術要求上の違いを利用して設置した壁がある。これらの壁に、中国という農産物輸出大国が直面しているのが現実である。

■二〇〇二年から始まった欧米の輸入検査強化

「ソフトの壁」が築かれる経緯を振り返ってみよう。

二〇〇一年二月、EUが中国の輸出農産品の残留農薬基準超過を理由に、中国の動物産品を全面禁止して以来、スイス、日本、韓国なども相次いで措置をとった。中国産品の検査を強化するために、ドイツ、オランダなどは次々に基準値のレベルアップを要求した。これらの壁の措置は、中国の農産品輸出に大きなマイナスとなった。

二〇〇二年一月二八日、FAOとWHO（世界保健機関）のマラケシュ会議において、EU政府が一つの決議を発表した。

「一月三一日より、中国からの食品および動物を源とする家畜飼料産品の輸入を禁止する。ただし、腸詰用の腸、海上で漁獲し冷凍し包装され直接ＥＵ域内に輸送した漁業産品（甲殻類は除外）は禁止産品には入らない」

ＥＵのこの禁止令は、中国にとっては、年間当たり水産物輸出額六・二三億米ドルが失われることを意味した。損失を受ける中国企業は九五社以上、各社の損失は平均三〇〇万～五〇〇万米ドル。四万九六〇〇人の労働力が巻き添えとなり、十数万戸の農家が損失をこうむる。これは中国の養殖業と水産業にとって、じつに手痛い打撃である。

二〇〇二年一月三一日、中国とＥＵ間の食品安全問題の紛糾について、ＥＵ常設獣医委員会は「中国の肉類と水産品の輸出品には、クロロマイセチンなどの抗菌性抗生物質が含まれている。中国の食品検査制度に大きな欠陥がある」という理由から、中国から輸入する一部の肉類と水産品を暫時停止するよう勧告を出した。この勧告には、ウサギ肉、鶏肉、ハチミツ、軟体動物、甲殻類動物、冷凍エビとクルマエビなどが含まれており、同勧告が採用されると中欧貿易に数億ユーロの影響を与える。

海外では早くからクロロマイセチンは貧血症から死にいたる可能性があるとして飼料添加剤への使用が禁止されていた。北京のある農産品ビジネス情報顧問は「中国国内の食品の抗菌性抗生物質の含量基準は、アメリカやイギリスの同類基準よりやや低いが、輸出食品の基準としては問題ないはずだ」と発言している。この顧問はＥＵ勧告は少数の中国食品会社の産品と関係があるだけだと見ていた。また、アメリカのコロンビア大学東アジア研究所の中国人研究員は、「中国の食品安全にはたしかに問題があるが、改善できる」と述べている。

ロイター通信の報道によれば、EUと中国間の食品安全問題をめぐる紛糾は、これが初めてではない。二〇〇五年五月、EUは五年前に衛生上の観点から制定した中国産冷凍鶏肉の輸入禁止令を解除した。ところがその後、中国産の冷凍エビに大量のクロロマイセチン含有が発覚し、ヨーロッパに大規模な恐怖を巻き起こし、二〇〇〇トンの冷凍エビが返品されている。

二〇〇二年、アメリカ食品医薬品局（FDA）もこれに呼応し、中国のエビ産品に対して早期に警報を出した。五月二四日、ルイジアナ州農林部は「中国から輸入されるすべてのエビとエビ類産品に対してクロロマイセチンの検出検査を行なう」との緊急法案を通過させた。

中国農業部情報センターによると、EUの動物源食品輸入の全面禁止の影響を受けて、中国の畜産品輸出は三三・五パーセントの大幅減となり、アジア・アフリカ向けの輸出も大幅に減少した。中国の畜産品輸出累計は前年同期比で一二パーセント落ちこんだ。

恐るべき養殖法が次々に暴露される

二〇〇二年、近隣の香港の魚市場でも、三月はじめのウナギに続いて、香港・マカオ向けの中国産淡水魚に発癌性物質のマラカイト・グリーンが発見された。香港・マカオはすでに淡水魚の中国からの輸入を大幅に減らしていた。

マラカイト・グリーンは値段が安く、魚類の皮膚病治療に特効がある。これで消毒された魚は死んだあとも色は鮮やかだ。消費者には鮮度の判定が難しい。これを含んだ食品を食べると遺伝子変異を引き起こし、癌発症をもたらす。香港全体で中国産淡水魚の占める供給量は七、八割あったが、購買量は一挙に減少した。業者は政府に食品安全の措置を取るよう要求した。

この騒ぎのさなか、香港メディアがさらに中国の恐るべきウナギ養殖法を暴露した。中国のウナギ養殖場では毎日、クロロマイセチン、フラボマイシンなど十数種の薬品をウナギに食わせている。昨日薬を与えたウナギを、薬が溶解していないまま次の日には出荷しているというのだ。魚屋のウナギの取り扱いはもっと恐ろしい。生きたウナギをつかまえるのは難しいので、過マンガン酸カリ溶液（強力な酸化剤で漂白に使われる薬品）を振りかける。ウナギがぐったりしておとなしくなるからだ。

なめし皮革の廃棄物が、魚の養殖場、養鶏場、養豚場でエサとして使われていることも暴露された。大量の化学薬品で処理して製造される皮革には大量の端切れが出る。これらの廃棄物を専門に集めている業者がいて、これを粉状にして、トウモロコシの粉や塩と混ぜあわせ、タンパク質飼料として売りに出すのである。

ロシア、台湾、ヨーロッパ、日本で汚染食品が発覚

ほぼ同じころ、ロシアの独立テレビが「ウラジオストクの衛生防疫員が中国から輸入された豚肉の水銀含有を発見した。住民の通報によると、豚肉に水銀を注射するやり方が巧妙で、多くの人は焼いた豚肉をオーブンから取り出して初めてオーブンのなかに水銀が溜まっているのが見つかるという」とのニュースを放映した。

豚肉を食べた住民は病院へ送られ検査を受けた。水銀を注射し、豚肉の目方を増やしたと考えられている。この事件はただでさえ評判がよくない中国産品にさらに大きな打撃となる。

二〇〇二年三月四日、台湾の衛生署は、全国のスーパーで販売されている上海ガニなどの抜き取り検査をした結果、彰化《しょうか》県にあるスーパー三軒が販売している中国産の上海ガニとウナギに、〇・〇四ppmのＤＤＴなど発癌性物質が検出されたと発表した。ＤＤＴは脂肪と結合し、体外に排出されずに肝臓癌を引き起こす殺虫剤。台湾ではとっくに使用禁止薬品となっている。当局は中国からの農業・畜産物に注意をするよう、消費者に呼びかけた。

同年二月六日、イギリス食品標準局（ＦＳＡ）は市場に出まわっているハチミツを検査したところ、中国産のサンプリング七件がクロロマイセチン陽性を示したと発表し、中国産ハチミ

ツの全面販売禁止を要求した。

同年三月六日、ハンブルクの中国総領事館は、ドイツの州政府環境・自然・林業部から通報を受けた。同地にある小型ハチミツ詰め工場で、中国産のハチミツにクロロマイセチンとその他薬品の残留が認められたという。このほかに、中国産のウナギ七・三トンのうち四八〇キロにクロロマイセチンが含まれていた。また、『南ドイツ新聞』の報道によると、ある州では、二月に中国産の腸詰用の腸にクロロマイセチン含有が見つかり、別の州ではカニ肉にもクロロマイセチンが含有されていた。

スペイン、オランダなどのEU諸国でも中国産の動物産品にクロロマイセチンなどの有害物質含有が発覚した。

EUの禁止令を受けて、最大の損失をこうむった都市は青島市《チンタオ》で、水産品輸出額二・一億米ドルをふいにした。全国の水産物輸出総額の三分の一である。浙江省（舟山と寧波《ニンポー》が主要地）の損失は一億米ドルを超えた。

二〇〇二年一月、中国をみずからの「野菜畑」としている日本は、この月を中国産野菜検査強化月間と定め、期間中、中国から輸入された荷（ロット）すべての検査を実施した。

三月二〇日、中国からの冷凍野菜一八品目の加熱後の残留農薬検査を実施した。七月には冷凍野菜すべてにこれを拡大した。

以後、「中国産冷凍ホウレンソウの残留農薬は基準値を一八〇〇倍オーバーしている」との見出しがしばしばメディアで見られた。たとえば、『エコノミスト』誌はコラムで「中国から輸入された野菜は農薬漬け」と評した。

早くから中国の野菜や農産品を買っていた日本の消費者はたちまち「中国食品アレルギー」にかかり、中国食品を敬遠するようになった。大型のスーパーチェーンでは中国産野菜の販売を中止し、飲食業者は「メニューを変えて中国産野菜をやめる」となり、夏休みに中国旅行を予定した観光客が、「残留農薬の多い野菜を食べさせられる」と心配し、旅行のキャンセルが続出した。

その後、日本は中国産野菜に許容基準値を大幅にアップした。伝えられるところでは、日本の「中国産野菜検査強化月間」の実施で、山東省の数万の農家に大幅な減収をもたらした。

【訳注】日本向けの中国野菜の産地は、山東省中部濰坊《タンファン》地区の寿光市が中心。青島地域にも輸出指向型産地がある。日本で残留農薬が最初に検出されたのは二〇〇〇年一二月、農民運動全国連合会（農民連）食品分析センターで、冷凍ホウレンソウなど中国産ブランチング（生茹で）野菜から高濃度の残留農薬が検出された。このときは冷凍野菜に関する基準がないという理由で厚生労働省は対応せず、表面化しなかった。同センターが二〇〇二年二月に再検査したところ、同様に残留農薬が検出された。これが報道されて一気に社会問題として噴出した。それまで同省は生鮮野菜の検査を優先し、ブランチン

グされた冷凍野菜の検査は実施しなかった。これを受けて、同省は同年三月二〇日に一八品目の検査を実施。生鮮野菜と同じ基準で残留農薬の検査を導入し、モニタリング検査（一〇パーセント）を実施、基準値を超えるパラチオンが検出されたため、四月二二日に一〇〇パーセントのモニタリング検査を実施、塩素系農薬項目を追加した。しかし、その後も残留農薬違反事件が続発したので、日本政府は七月に国内業者に対して、中国産ホウレンソウの輸入自粛を指導した。

山東省龍口《りゅうこう》産春雨の汚染騒動

二〇〇四年五月六日、シンガポール最大手のスーパーチェーンは、山東産の「龍口春雨」に発癌性物質が含まれている事件が伝えられると、これを販売しないと決定した。シンガポールは毎年、「龍口春雨」を二二万トン近くも輸入していたが、安全を考えて一部商店は、政府が春雨は安全だと証明するまで暫時販売停止することにした。そのほか、シンガポールは中国側の輸出検査だけに頼らず、みずからも従来のアトランダム抽出検査方式のかわりに輸入検査の回数を増やした。

その後、カナダ食品検査局も「龍口春雨」の調査を始めた。同局は調査員二名を派遣し、中国政府、香港食品安全センターとカナダ側輸入代理店と協議した。カナダ国内では問題のある

「龍口春雨」はまだ見つかっていなかったが、消費者側は安心のためにしばらく食用中止を表明した。同局は、カナダは毎年平均三〇〇品目の食品について検査し回収しており、食品の品質と安全にはきわめて厳格であると表明している。

近年、中国の政府系メディアが頻繁にニセ・ブランドやニセ粗悪品の製造事件を報道することから、香港食物環境衛生署は二〇〇四年六月一九日、中国産食品一三三件をサンプリングし、防腐剤、食品添加剤と汚染物質を検査したところ、サンプリング七件に化学品含量が香港の法定基準値をオーバーしていると公表した。ソルビン酸含量の基準値オーバー一社、クロム含量基準値オーバー一社、安息香酸《あんそくこうさん》含量の基準値オーバー四社、落花生にアフラトキシン含有一社、合計七社のそれぞれの社名、品名を名指しで公表したのである。

二〇〇四年の前半は食品安全事件により、中国はなんと五・一億米ドルの貿易入超を出してしまった。香港の中国食品の販売量も半分に減少した。一方、中国国内でも国産食品に対する信用がぐらつき、輸入食品の大幅増をもたらした。アルゼンチンからの輸入食品は最高幅の三七〇倍を記録した。

中国側は当然、不合格品の輸入食品にも厳しい報復措置をとった。たとえば、二〇〇二年三月、中国政府は狂牛病（BSE＝牛海綿状脳症。日本では第一号発生確認が二〇〇一年九月）発生を理由に、日本の化粧品および原料に通関禁止措置を実行した。七月三〇日、日本産の昆布が福建で水銀の含量基準値オーバーが検出され、返品された。四月二一日、江蘇省でオランダ産の豚の腸詰用の腸からクロロマイセチンが検出されたということで、焼却処分された。

輸出茶葉、国内向け野菜も危ない

二〇〇四年一〇月の新華社電によると、現在中国には食品・畜産物の輸出企業の九割近くが「技術面の貿易の壁」によって制限を受けている。

ＥＵは「二〇〇五年八月一日よりチオダン（エンドスルファン。殺虫剤）の残留基準値を三〇mg／kgから〇・〇一mg／kgに引き下げる」と通告してきた。

浙江省の生産状況からすると、少量の有機茶を除くと、ＥＵが新しく決めたこの残留基準値をクリアすることはできない。ＥＵの新基準には一二カ月の実施猶予があったが、影響はすでに現われた。

杭州の税関統計によると、二〇〇五年八月分の浙江省茶葉のＥＵ向け輸出量四〇三・九トンと輸出額七八・二万米ドルは、前年同期比それぞれ三六・二パーセントと四三・一パーセントの減少であった。輸出茶葉には農薬残留、重金属、有害微生物と人為的なブレンドといった問題があり、いずれの問題も輸出に不利な影響を与えているのは事実だ。

国務院発展研究センター副主任の李剣閣《りけんかく》の分析によると、これらのことは「技術面の貿易の壁」にぶつかっていることが最大の原因だとしている。中国における、農業環境、動物防疫体制、農産品の生産から加工・販売までの安全基準体制など、食品の安全にかかわる方面の多くはまだ不足している。

■アメリカにおける中国輸入農産品の状況

二〇〇四年四月二三日夜、呉儀《ごぎ》副首相は、アメリカの米中貿易委員会、米国商工会議所と米中関係全国委員会が共催したワシントンでの歓迎レセプションに出席した。呉儀は、中米貿易における農産品の検査検疫、食品安全、消費者の安全保護、知的財産権の保護と法執行、医療保険、中米中小企業の協力、中米展示会事業の交流と協力の促進など、八項目の協力協議と覚書きに中米双方が調印したと報告し、食品安全に関して中国政府の積極的関与を強調した。

●二〇〇七年四月一五日、ワシントン発の報道

過去二五年来、中国の対米輸出農産品は二〇倍に増加した。その主要産品は家禽獣肉類、腸詰用の腸、貝殻類、香料、リンゴ果汁。対米輸出の増加とともに、中国の食品安全問題が日増しに突出してきた。

ＵＰＩの報道によると、アメリカ食品医薬品局は、毎年アメリカに輸入される農産品のごく一部しか検査できないが、それでも毎月約二〇〇荷口（ロット）の輸入農産品が水際で差し止められ、市場へ入ることを拒否されている。タイやイタリア産の農産物が差し止められたのは、それぞれ一八荷口と三五荷口しかない。中国の農産物の多くには、残留農薬、抗生物質をはじめ健康に潜在的な危険性をもつ化学物質が含まれている。

アメリカ農務省が集めた資料によると、二〇〇五年の中国産農産物のうち、汚染されていないと認められたのはわずか六パーセント。さらに、関係部局から、いわゆる〈グリーン〉農産品として認可されたのは、農産物全体の一パーセントにすぎなかった。

著名な農業問題専門家で、国務院発展研究センター副主任陳錫文《ちんしやくぶん》教授は二〇〇四年四月、次のような驚くべき数字を示している。

二〇〇三年の中国の蔬菜《そさい》総生産高は四・四億トンであったが、なんとその約七〇パーセントが投棄されるか腐らせている。このような要因の一つに食品安全問題がある。中国における農業生産は、人口という巨大な圧力と供給不足の過去を背負っていることから、生産高の向上をずっと追求してきた。そのため品質の管理をおろそかにし、安全基準を下げすぎている。

たとえば、果物や野菜をなるべく早く出荷するために、生産者は、促成剤やホルモンを使って生産高を上げ、品質や食感と安全性を落とし、はなはだしくは消費者の健康と生命を脅かしている。推定では中国は現在、毎年じつに二十数万トン、一〇〇〇種類以上の農薬を農作物に使い、違法な使用禁止薬品が使われていることもある。化学汚染物質がいったん食物連鎖に入りこむと除去しにくいのである。

「外国の技術面の壁を打破するには、自国の農産物の品質を引きあげることが肝心である」と専門家は指摘している。先の研究センターの韓《かん》農村部長は「農産物の品質と安全はもはや公共衛生の問題にとどまらず、国際的な経済貿易の問題でもあり、農民の増収と食品工業全体の前途がこれにかかっている」と指摘している。

■アメリカで起きたペットフード事件の顛末記

●二〇〇七年三月二二日、ワシントン発の報道

アメリカでよく知られているカナダのペットフード会社メニュー・フーズ社は、三月一六日、北米市場にあるドッグ・フード四八ブランド、キャット・フード四〇ブランドをリコールすると発表した。一〇匹ほどのペットがこれらのペットフードを食べて死亡したほか、腎機能衰弱の症状が現われたペットが多数出たからだ。

目下事故原因を調査中だが、同社のスポークスマンは、原料の小麦グルテン（こねた小麦のデンプンを水で流し去ったあとに残る粘り気のある塊。タンパク質の混合物。麩［ふ］やグルタミン酸調味料などの原料）に問題があるのではないかと述べた。アメリカ食品医薬品局（ＦＤＡ）も調査に乗り出し、三月一九日に記者会見を行ない、同局獣医学センターの所長が説明した。

メニュー・フーズ社は、毎年缶詰と袋詰のペットフードを一〇億個生産しているが、今回のリコールで三〇〇〇万～四〇〇〇万米ドルの損失をこうむると発表した。

●同年四月二〇日、ワシントン発の報道

ＦＤＡは、「中国から輸入した米タンパク濃縮物からメラミンを検出。これは先に中国産品の小麦タンパクのなかに検出されたメラミンと同一の化学物質であった。中国で製造されたこの二種類のタンパク添加剤がアメリカのペットフード会社の製品に使用され、ペットの腎機能衰退をもたらした……。目下、この有毒ペットフードにより犬一匹、猫一三匹が死亡。その原因となった有毒物質は中国からのものと確定された」と発表した。メニュー・フーズ社のリコールに続いて、他のペットフード会社三社もリコールを始めた。

●同年四月二四日、ワシントン発の報道

『ニューヨーク・タイムズ』は、ペットフード製品に関して、中国がＦＤＡ調査員の訪中に同意したと報道した。メニュー・フーズ社は、同社の使用している原料のグルテンは、中国を含む三カ国から輸入していると発表した。ＦＤＡは、ペットフード事件について司法調査を開始したと発表したが、調査の対象およびアメリカ側の企業が故意に禁止成分を加えたか否かについては説明しなかった。中国の政府系メディアは、ペットフードの原料の輸入元を中国と特定しているのは、中国に対する悪意だと非難した。

●同年四月二六日、ワシントン発の報道

ＦＤＡは、ペットフードと家畜食品加工のプロセスで使用されている六種類の成分＝グルテン粉、大豆タンパク、米グルテン、グルテン・タンパク、トウモロコシ・グルテン（いずれも人間の食品、たとえばパン、ピザ、幼児用粉ミルクのなかでよく使われる添加剤）について調査すると発表した。三月に発覚したペットの死亡事件は、ペットフードに含まれているメラミンと関係があり、メラミンがペットの腎機能衰弱を引き起こしたと見ている。メラミンは中国から輸入したグルテン粉だと考えられている。『ニューヨーク・タイムズ』の報道によると、アメリカのいくつかの州では、豚や鶏の飼料中にメラミンの含有が発見された。

ワシントンにあるＮＧＯ〈食品安全センター〉（ＣＦＳ）の政策分析官ハンセン博士は、インタビューで次のような見解を述べた。

「ＦＤＡはこの事件をきっかけに、ペットフードの問題に関心をもつようになった。輸入するすべてのタンパクについて、メラミンやその他の化学物質の汚染を受けているかどうかをみずからの権限によって検査をすべきだ。アメリカにはこの方面で厳格な法律があるが、検査は充分に実行されず、法律は徹底されていない。

メラミンの危害は動物と人間とでは程度が異なる。メラミンは一種のプラスチックだ。かつてアメリカで、メラミンを原材料にしたレコード盤がよく見られたが、この種のレコード盤は健康に危害を与えない。だが、これをタンパクの成分として加えるとよくない。動物が食べると中毒を起こす。ペットの食べ物が単一だから中毒の度合いが大きい。豚は食物の種類が多少多く、毒害もいくらか小さい。人間はもっと豊富で多様な食物をとっており、影響は小さい。

メラミンには暫時的にグルテン粉のタンパク含量を増す作用があるから、輸入側は税関通過時に有利に検査をパスできるというわけである。

私はよく訪中し、中国の食品業界もよく知っているが、中国政府は従来、食品の安全検査をあまり重視してこなかったので、中国のメーカーは激烈な競争のなかで利潤を追求するため、しばしば不正な手段を採っている。たとえば、有害な化学成分を添加して消費者の健康を脅かしている。中国のグルテンの汚染問題は、メーカーが故意にやった行為と考えられる。このことを中国の消費者は少しもおかしいと感じていない」

連邦食品管理局は「ペットフード事件を起こしたグルテン粉は、ラスベガスにあるケムニュトラ（ChemNutra）という会社が、中国の徐州安営生物技術開発有限公司から輸入した」ものと断定した。同社はその事実を認め、三月八日から輸入を全面的に停止し、グルテン粉八〇トンの在庫を除去すると発表した。

●同年四月二八日、ワシントン発の報道

ＦＤＡは二六日、ケムニュトラ社の事務所を捜索した。中国当局も、輸出したグルテン粉と米濃縮タンパクにメラミンが含有していることを認めたが、そのメラミンがペットを死に至らしめたという点には疑問があると表明した。メニュー・フーズ社のペットフードのグルテン粉は、主にケムニュトラ社から供給されているが、四〇パーセントは他社から供給されている。

ＦＤＡは、中国から輸入され、ペットフードに使われているグルテン粉と米濃縮タンパクから有毒のメラミンを検出した。このメラミンは、グルテン粉のタンパク含量を暫時高めることができるので、タンパク含量が高ければ高いほど、グルテン粉の値段も高くなるのである。ケムニュトラ社は中国からのグルテン粉の輸入を停止したが、メラミンがペットを死に至らしめた点については疑問を示し、通常どおりに営業を続けている。

中国政府はなおも、メラミンがペットの中毒や死亡を引き起こした直接の原因とするには明確な証拠がないと表明しているが、中国外交部はアメリカと協力して原因究明に努めるとの声明を出した。さらに、中国はすでに食品中へのメラミン添加を禁止した、と発表した。しかし食品専門家は、中国の食品加工業は非常に膨大でかつ分散しているので、食品の安全検査はきわめて困難であり、ゆえに今後ともこれと類似した問題は増える可能性があると見ている。中国では、食物中毒事件が頻発しているからだ。

●同年四月三〇日、ワシントン発の報道

中国ではメラミンが窒素含量を高めることから、コストが高く価格も高いタンパク質を偽装するのに使われ、各種飼料に添加されている。情報筋によると、飼料中のタンパク含量を一パーセント高めるごとに、飼料は一トン当たり五五人民元高く売れる。それゆえ、飼料中のタンパク含量を三八〜四三パーセント高めれば、飼料はトン当たり二〇〇人民元よけいに儲けることができる。

アメリカの某メディアは、河北省無極県凱源蛋白飼料廠の営業マンの話を引用して、次のように報道している。すなわち、タンパク飼料中にメラミンを添加するようになってから、少なくとも一五年はたっている。ユーザーの反応はとてもよい。自分たちの製品はきわめて安全だし、添加量をきちんとコントロールすれば、動物に危害を与えない……。

福建省三明鼎輝化工有限公司はメラミンのメーカーだ。同社の総経理は『ニューヨーク・タイムズ』の質問にこう答えている。

「非常に多くの会社がメラミンを購入し、動物飼料を生産している。中国に動物飼料にメラミンを添加してはいけないとの規定があるかどうかは知らない。この種の添加剤を禁止する法律はないから、みなが使っている。事故さえ発生しなければ、規定は要らないはずだ……」

●同年五月三日、ワシントン発の報道

「アメリカの家禽飼料中に中国からの汚染物質メラミンを検出」

アメリカの複数の農場の豚の飼料中にメラミンが混入していたとのニュースに続いて、FDAは今週、「インディアナ州の四〇カ所近い農場の肉食鶏飼料に、ペットフードと同じ汚染物質がまたも発見された」と発表した。さらに「約六〇〇〇頭のメラミン汚染豚が、すでに人間の食物連鎖に入りこんだ。しかし、家禽や家畜飼料中のメラミン含量はきわめて少量であり、人間がこれらの鶏肉や豚肉を食用しても疾病にかかる可能性はきわめて低い。したがって、これらの飼料のリコールは考えていない」との見解を示した。

家禽や家畜用飼料は主にアメリカ産の穀物や大豆であって、各種タンパク質添加剤はきわめて少ないからだという。

今回の騒ぎについて、識者は「FDAは国内で消費される八〇パーセントの食品を検査しているが、外国食品の九九パーセントは審査を受けずにアメリカに入っている。この状況は確かに憂うべきことである」と述べた。

FDAがさらに調査を進めたところ、メラミン混入飼料は養鶏業者でも使われており、汚染された鶏はおよそ二五〇万羽に達すると推定された（この項は同日付の台湾『自由時報』より）。

●同年五月四日、ワシントン発の報道

ＦＤＡは、中国側の企業が小麦グルテンをアメリカに輸出するさいに、貨物の検査を免れるために「非食品」と表示したため、アメリカのペットなどに危害がおよんだと非難した。『ニューヨーク・タイムズ』の報道によると、徐州生物製品技術開発公司は今年（二〇〇七年）、七〇〇トンの小麦グルテンを「非食品」と表示し、第三者である中国紡績品公司を通してアメリカに輸出した。このような中身と異なる表示で、中国政府が定めた検査を逃れた。これは明らかに意識的に商品成分を隠すためのものであった。

また、中国側の飼料会社が故意にメラミンを飼料に混入し、タンパク含量を高めるといった偽装工作をしたのは、アメリカのペットフードの栄養標準に合わせるためであると、ＦＤＡは見ている。

安全のために、アメリカ衛生局はすでに中国からの小麦グルテンの輸入を一切禁止し、さらに中国から輸入する食品、飼料添加剤、トウモロコシ・グルテンや大豆タンパクの一切をすべて検査するよう、輸入業者に通達した。アメリカ人にとってペットの犬や猫は家族も同然である。ペットフード汚染事件は、アメリカではきわめて重大な社会問題となり、上院において、ペット製品に関するより厳しい修正議案が五月二日全会一致で通過した。

メディア報道に追われていた徐州安営生物技術開発公司の総経理の毛利《もうり》君《くん》は、江蘇省当局に逮捕された。毛はかつて〈ボイス・オブ・アメリカ〉のインタビューを受けたとき、アメリカへの飼料輸出を否定した人物である。当時、中国品質監督検査検疫総局もまた、二〇〇七年三月二九日までに中国は小麦グルテンなどの飼料をアメリカやカナダに輸出したことはないと発言していた。記者が同社への接触を試みたが、すでにもぬけの殻だった。

ＦＤＡは、同社がメラミン混入グルテンの中国側輸出企業であることは調査済みであり、しかも同社の生産するグルテンにはメラミンが含まれており、一五匹のペットがこれによって死亡したのは間違いないことを証明している。毛の逮捕は、中国当局が北京オリンピック開催を前に、アメリカに真剣に対応しようとしている表われだと見られている。

●同年五月七日、北京発の報道

アメリカのペットフード事件の報道は、北京でも大きな反響を呼び、多くの北京市民はあらためて食品の安全問題の重要性を認識するようになっている。中国の「五・一黄金周」（五月一日からのゴールデン・ウィーク）のさなか、中国衛生部は「織紋螺《ツウンロー》（タニシの一種）は売るな、買うな、食べるな」の警告を発した。

中国品質監督検査検疫総局は、ＦＤＡ側の代表とペットフード汚染によるペットの中毒・死亡問題について話し合いを進めていることを明らかにした。

新たな貿易戦争に負けないために

ならば、この食品の安全に起因する新たな貿易戦争に打ち勝つには、どうすればよいのか。私は次のように考える。

1 政府はかつてサーズに立ち向かったときの覚悟で、充分な資金と人員を投入し、自国の現実に適合し、かつ先進国家にも通用する食品安全の検査体制と基準を早急に確立し、この分野の研究者と民営企業をサポートし、「グリーン長城」を築くことである。

2 政府は現実に直面する勇気と気迫をもつことだ。食品安全の問題に関しては、いかなる好運も虚偽も将来に癒しがたい禍根を残す。この問題に関しては、各職階の政府役人に対して問責制を導入し、責任をきちんと取らせるシステムを実行する。とくに、明らかに規則違反をしている中国産品を擁護して、「これは食品だ、毒物ではない。要らないなら返品すればいい」と大声で叫ぶような、大衆を欺き、上をごまかす役人を厳しく処罰することだ。

3 これら一連のことを実施して、食品安全の事例に対応していけば、有効なシステムを逐次確立でき、それが制度的な保障体系にまで深まる。また、言論封鎖と禁令を解除し、メディアを強化して、この領域を監督し透明化することはとくに重要である。

中国の食品安全強化は本当か、どこまで有効か

●二〇〇七年一月二九日、香港発の報道

一月はじめ、衛生標準に合格した第一号の鶏卵が湖北省から香港に到着した。七五〇箱の鶏卵には原産地のほか、スーダン・レッド一号が含まれておらず、鳥インフルエンザ・ウイルスの感染はない旨の証明書が付されていた。この新たな許可証制度（登録制度）は、二〇〇六年に中国産の輸入鶏卵にスーダン・レッド一号が発見されたことから実施された。それまでは輸入業者の自己申告だけであった。香港の食品の九五パーセントは輸入品であり、その大半は中国産であった。過去一〇年、野菜、落花生、肉類、魚類、豆腐類製品を含む中国食品には、食中毒発生の報告が絶えなかった。

香港衛生・福利及び食品局長は、「この新しい登録制度の範囲を、今後あらゆる食品輸入業者に拡大するつもりだ。業者はまず食品安全センターに登録し、輸入許可申請を行ない、食品の輸入元、販売場所を記録することになる」と述べた。

中国当局は香港のこの新しい制度に協力的で、香港が定めた標準に合った農場や会社にのみ香港向け輸出の許可証を発行することを承諾した。しかし、香港の一部の議員は、包装ラベル

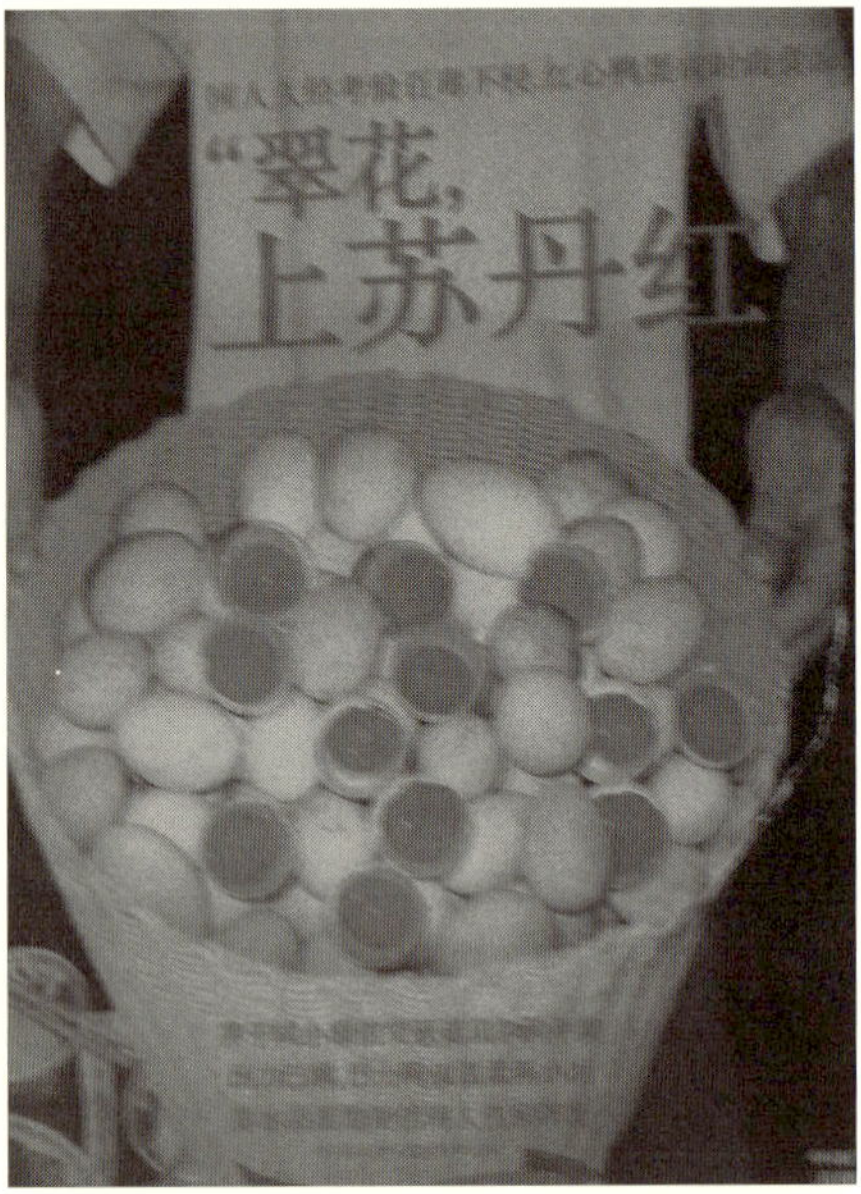

北京を騒がせていたスーダン・レッド入り
「紅心鴨蛋」（赤卵黄アヒルタマゴ）の宣伝啓蒙見本

の表記のみで、中身には表記のない新制度の有効性に疑問を呈している。

食品安全の問題は、もはやたんなる食や経済の問題ではなく、国家の安全戦略の問題である。われわれがアヘン戦争と同じ新たな貿易戦争に直面しているならば、われわれは手をこまねいたり、これを軽く見たりできないはずである。この戦いは他人にとっても、みずからにとっても、負けられないし負けてはならない新たな戦争である。ましてや、われわれはこの地球村の主要メンバーの一人であるならば、食品の安全に対して責任と義務を負うべきである。

第5章

引き裂かれた「天」を修復する
——食品の安全は守れるのか

明日を考えず、誰をも信用しない社会と権力者の汚職がなくならないかぎり、食品安全の問題は決して解決されない。

女神、女媧《じょか》が「天を繕う」ときが来た

自然界の「天」は地球を包む大気層だ。この厚い大気層のなかに薄いオゾン層があり、これが地球を保護する「傘」となり、地表面への紫外線の輻射《ふくしゃ》を弱くし、地球の気温を調整するうえで重要な役割を果たしている。

ところが、この地球の「天」にも問題が出ている。オゾン層が急激に減少し、南極上空のオゾン層に巨大な穴が現われ、オゾンが四〇パーセントも減少したという。さらに空洞は拡大しているそうだ。つまり、われわれ人類の頭上の「天」も引き裂かれたということだ。

オゾンの一部が破壊されて穴が開き、オゾン層にさえぎられていた紫外線がその穴から地球に直接輻射するようになり、量も増えてくる。そうなると、人類の健康、海洋と陸地の生態系に長期にわたって影響が出てくる。呼吸器疾患や白内障患者が増加し、免疫系統も損なわれ、皮膚癌《がん》の発生率も大いに高まるという。

一九八五年、南極上空の成層圏のオゾン層に巨大な空洞（中国の面積より大きい、二〇〇〇万平方キロメートル）が出現し、オゾン濃度が半減しているのを観測した科学者たちは、世界に警報を出した。八七年、オゾン層保護を目的に、工業国はフロン（クロロフルオロ炭素類）

製品の生産と使用を二〇〇〇年までに禁止するとのモントリオール議定書に、二四カ国が調印した。続いて一九九〇年に約六〇の国が、ロンドンで同様の内容に調印し、九二年にはコペンハーゲンで、先進国はフロンの生産停止を九六年に早めるとの環境会議を開き、八六カ国の閣僚が参加した。それ以来、フロンガスの代用品の研究開発などオゾン・ホールを「補修」するための探究が研究者のあいだで重要課題となった。

まさに人類は新たな「女媧《じょか》補天」（女媧、天を繕う）プロジェクトを始めようとしているのである。

中国の神話にこういうものがある。

天上で水神共工《すいしんきょうこう》と火神祝融《かしんしゅくゆう》が戦争を始め、水神が火神に勝ったが、不周山《ふしゅうざん》の逆鱗《げきりん》に触れた。天柱が折れ、天に裂け目ができた。その後、火が燃えてやまず、洪水もやまず、悪獣が横行し、人類に大きな災難をもたらした。このとき女神女媧が、人間社会に与えられた理不尽な大災難を見かねて、黒馬に乗り、人間を率いて災難に打ち勝ち、五色の石を練ってみずから天の裂け目を繕い、巨大な亀の四足を斬って天柱とし天を支えた。これによって、人間たちは安寧を取り戻し、再び幸せな生活が送れるようになったという。

政府高官は食品の安全を重視すると強調するが

庶民にとっての「天」、すなわち食品の安全が日増しに損なわれている現実に直面しているとき、「親民」をうたう中央政府はいかなる行動を取ってきたのか。

親近感がもてて、平民の印象を与えると世界のメディアからほめられているわが共和国総理の温家宝《おんかほう》は、二〇〇四年七月二一日、国務院常務会議を主宰したさいには厳しい表情をみせ、やや興奮ぎみにこうハッパをかけた。

「食品の安全は、広大な人民の健康や生命の安全だけでなく、経済の健康的な発展、社会の安定、さらには政府と国家の姿勢にかかわる事柄である。政府の各部署は、人間が基本であり、人民のために執政するとの考えをもち、各人が人民政府の職責を全面的に履行し、食品の安全にかかわる職務を最重要の位置におき、しっかり励んでほしい」

この常務会議で政府は、これまでもニセの粗悪食品をはじめとする違法な犯罪行為に重点をおいて取締りを行ない、ある一定の効果が得られたが、食品安全の問題はなおも深刻な状況下にあることを認めた。

副総理の呉儀《ごぎ》は二〇〇四年の四カ月のあいだに、食品の安全に関する講話を四回もしている。

五月二一日には、主管部門の最高行政長官である国家工商局長の王衆孚《おうしゅうふ》が「現在進めている食品安全の改善プロジェクトは、厳しい責任制と責任追及制を実行し、職務上の怠慢や過失、汚職に対して、法をもって関係者の責任を追及する」と強調した。

これより前、二〇〇三年一一月一九日に農業副部長の範小建《はんしょうけん》は、「食品の安全は人民の利益と社会の安定にかかわる」と述べ、同月一二日の「中国国際農産品交易会」では「農産物の品質の安全レベルと市場競争力を早急に引き上げよう」「農業部は二〇〇一年から『無公害食品計画』を始動した」とスピーチしている。

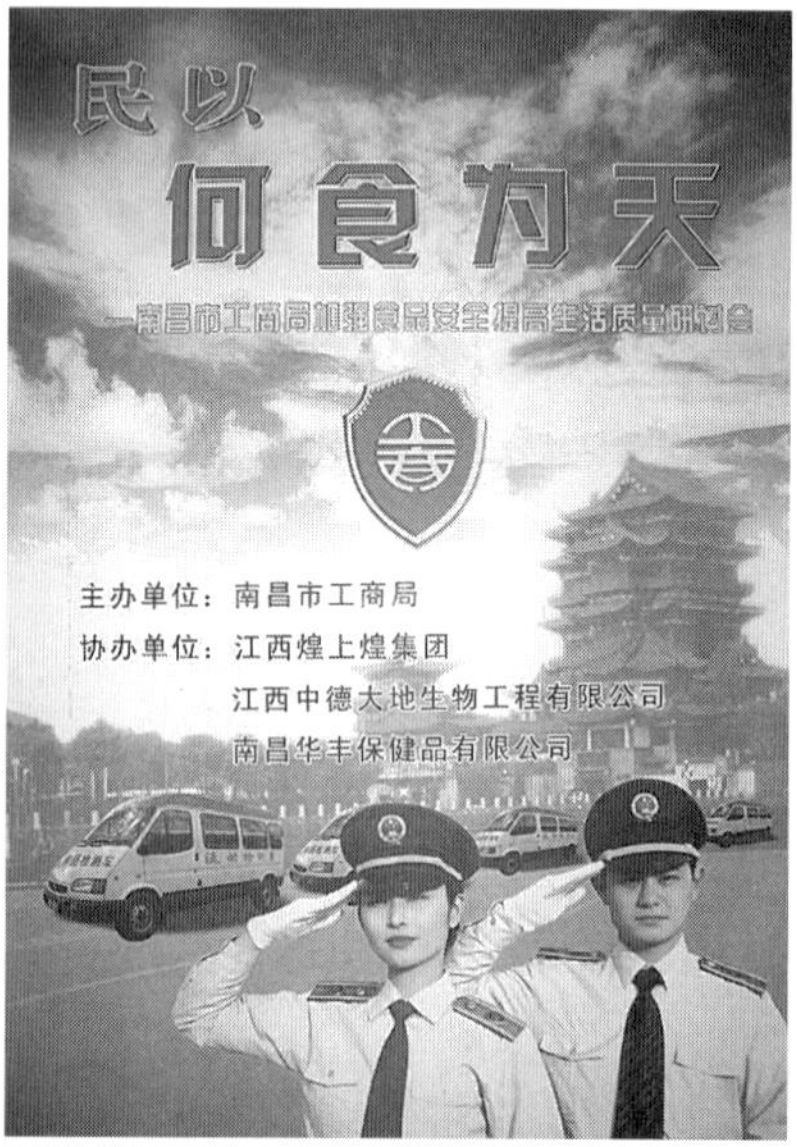

民以
何食为天
主办单位：南昌市工商局
协办单位：江西煌上煌集团
江西中德大地生物工程有限公司
南昌华丰保健品有限公司

江西省南昌市工商局の食品安全取締り活動の宣伝ポスター（本書の書名が使われている）

二〇〇三年に起きたサーズ騒動の混乱期に、北京市長に就任した王岐山《おうきさん》は、二〇〇四年七月三日に開かれた北京市食品安全工作会議の席上で、首都の食品安全について率直に語り、「安全面での職務の成績を高く評価してはならない、矛盾の暴露を恐れるな、問題なしと粉飾するな、メディアの監督を歓迎せよ」と指示している。

全人代も全政協委も多くの提案を出したが

二〇〇四年三月に開かれた、一〇期第二回目の全国人民代表大会と全国人民政治協商会議のいわゆる「両会」において、食品安全の問題は大きな関心を集め、多くの代表がこれに関する立法問題の議案を提出した。

これは、目下のところ、完璧な食品安全法がない状況下で、国家食品薬品監督管理局が総合的に対処し、重大事故の調査処理をしているにもかかわらず、なおも根本的な解決ができずにいることに鑑《かんが》みて出された具体的な八項目の提案であった。

さらに「両会」の委員の多くが献策や問責を出した。

たとえば、ある政協委員は、「わが国は二〇〇二年八月一日から、食品市場参入の許可制度を実施してきたが、いま食品安全の監督管理にかかわる職責には、工商局、品質監督局、衛生部、農業部、食品薬品監督管理局、商務部など一〇近い部署があり、食品安全の監督工作人員もすでに一〇〇万人にのぼる。このような『船頭多し』のやり方では、相互依存、責任転嫁のバラバラ行政となり、監督管理の責任所在がわからなくなっている」と指摘した。

またある全人代は、「市場許可とラベルの統一も重要だが、生産地を集中すれば政府の監視もしやすい」と言った。

別の全人代は、「卸市場法は早急につくるべきだ。農業取引市場の食品衛生に対する執行要求は『食品衛生法』だが、この法律は未加工の農産品には適用されない。ところが卸市場内にあるのは多くが未加工の農産品だ。一つの市場で農薬残留基準値をオーバーした野菜が発見されても、その市場で販売が禁止されるだけ。別なところへ移して販売すればいいのだから、消費者の健康は保障されない。外国では不合格食品が検出されたら、すべてを封鎖し廃棄するとの法規がある。わが国は早急に卸市場法をつくるべきだ」と発言した。

ある政協委員は「二〇〇一年から二〇〇三年のプロジェクト調査でわかったことは、わが国の食品企業の七割は従業員が一〇名以下の家内工場だ。食品の品質安全の保障は難しい。わが国の関係法や標準条項が大雑把《おおざっぱ》すぎるために、適用できないことも多く、処罰が軽すぎて違法者は相応の懲罰を受けていない。ニセ製造やニセ販売のコストは非常に低いということであり、利益しか考えないヤカラは何度罰しても改めない。工業製品と同じように、農産物に対しても早急に標準化を実現すべきである」と指摘した。

また別の委員はこう提案した。

「食品の安全は、生産段階でも販売段階でも多くの危険が隠されている。たとえば、『食品衛生法』では糧食、果物、野菜、肉など四五種類の食品で、一〇四種類の農薬の残留量許可、二九一の指標を規定しているだけだが、国際的な食品法典では一七六種の農薬に対して、七五種類の食品中に二四三九カ条の農薬残留基準を規定している」

「食品の安全を確保するためには、早急に食品安全保障体制を完璧なものにすることだ。そのためには、一、現行の穴だらけの『食品衛生法』を改善するとともに、適用性のある『食品衛生法実施条例』をつくること。二、食品安全の早期警報システムを確立すること。事件発生後、メディアに暴かれてから処理するという状況を改めること。三、食品安全事件に対して、張本人を厳しく処罰するだけでなく、担当部署をも再調査し、究明する制度をつくること。四、ニセ食品の製造販売者を徹底的に業界から追放し、当局の責任を明確にし、検査技術のレベルを上げること」を提案した。

　ある全人代は、「国務院は、食品安全の監督管理の現行タテ割り行政を統括する統一的な専門機関を早急に設立せよ」と言い、別の代表は「農薬や植物成長ホルモンの濫用がはなはだしい。現行の『農産品管理条例』や『農薬使用基準則』の法律は適用性と実用性に劣る。農薬の残留についても相応する法則がない。早急に現行法を補足修正し、農薬や化学肥料の影響をもっと考慮すべきである」と提案した。

■二〇〇五年度人権白書に明記された「食」の安全

二〇〇五年四月一三日、国務院新聞弁公室が発表した「二〇〇四年度中国人権事業の発展」白書では、生産の安全、災害の救助活動、都市の重病・重度障害者の救済のほかに、食品・薬品の監督管理と環境の権益が新たに加えられた（二〇〇七年八月単独白書に昇格。二一二ページ参照）。

この白書は、中国人民の健康はおしなべて「中等収入国家」（国民一人当たりの所得が、世界で最低レベルを脱した国家の意味。正確な定義はない）の平均レベルを超えたこと、食品・薬品の総合監督の強化、ニセ粗悪の食品・薬品と有毒有害食品を製造販売する違法行為に対しては、法により厳しく取り締まることを強調していた。

■食品危害をこうむった一人の科学者が恐ろしい食品危害を語る

ここで一人の尊敬すべき人物を紹介したい。全人代、江蘇省射陽《しやよう》県農業技術普及センター副主任で、上級農業技術者の姜徳明《きようとくめい》氏である。

彼は「農産品品質安全法」の議案を四年間も提出しつづけたことで、メディアの注目を集めた。彼は骨癌、肺癌を患っている。一九九〇年に骨癌で左足を切断、九四年には癌細胞が肺に転移したことがわかった。肺の一部を切除し、肋骨を二本取り、一六回もの化学療法の苦痛のなかで、彼は癌の原因を考えつづけ、自分の疾患は「口から毒が入った」ためだと悟った。以後、鉄製の松葉杖をつきながら「毒が口から入るのを防げ」「食品安全への全面的支持」を呼びかけ、奔走している。彼は何十万にのぼる農産品の検査資料のなかから、農薬と発癌症のかかわりを実証し、さらに農薬残留基準値オーバーによる急性中毒の事例を一〇万件以上も集めた。

彼は機会あるごとに大声で呼びかける。

「毎日どれだけの人たちが毒を食べているか、わかりますか。今、みなさんが食べているナシはとても大きいが、甘くない。これは膨張剤を使っているからです。

ウナギはどれも肥えて太っている。これは避妊薬を食べさせられているためです。本来のウナギがこれぐらいの大きさになるには七年もかかる。それが今では、たった七カ月で食卓に出せるのです。しかし、子供たちはこのような薬漬けのウナギを食べたことで性早熟になった可能性がある。

スイカやバナナは運送や保存のしにくい産品です。しかしいまや、すべて問題にならなくなった。エチレンガス入りのエテフォンの成熟促成技術を使って、スイカやバナナを未熟のうちに採り、販売するときにエテフォンを噴きかければいいのです。

水産物を食べるとき、石油臭く感じることがあるでしょう。あれは水銀などの汚染のせいです。水銀は「水俣病」、痴呆、奇形、血液の病を引き起こす。湖北省に湖がある。そこの漁民は、その湖の鰱魚《れんぎょ》（コイ科の淡水魚）を食べません。魚が石油臭いからです。ところが二〇〇〇畝《ムー》（一三三ヘクタール）もあるその湖では、毎年五〇万斤《きん》（二五万トン）の鰱魚が水揚げされている。それで鰱魚漁業が繁昌している。鰱魚は蒲鉾《かまぼこ》や干物に加工されて、都市に運んで売っているからです」

二〇〇四年三月の全人代大会で、彼は「農産品の品質安全の緊急呼びかけ法制」「農業技術の強化と農村経済発展の促進」をスピーチした。姜徳明氏はみずからの体験にもとづいて、「引き裂かれた天」を懸命に繕っているのである。

アメリカの管理機構に学びたい

昔々、女媧は翼州《きしゅう》（河北と山西に河南の一部を含めた地域）の「天」を繕うために、崑崙《こんろん》（中国西方の地、仙女の西王母が住み、美玉を産する）から石を採ったそうだ。それでは今日、食品安全というこの「天」を繕うのに、どこへ行って石を採ればいいのか。答えは、欧米の先進国を師とすることであり、国際社会に通用する検査・管理システムを打ち立て、欧米人が百年もの工業化のプロセスで積みあげてきた予防管理の経験を吸収することである。アメリカを鑑《かがみ》としてみよう。

アメリカでは、食品・薬品の管理機構はすこぶる権力が大きく、かつ相互にチェック・アンド・バランスしあうものだ。食品の安全システムに法律の強制力と企業の力強い支持があるので、政府の権利と各企業の食品安全体制とが緊密に結びつき、アメリカの食品安全を高レベルに維持し得ている。

この責務を担当しているアメリカの主な行政機関には、保健社会福祉省（ＤＨＨＳ）、食品医薬品局（ＦＤＡ）、農務省（ＵＳＤＡ）、食品安全検査局（ＦＳＩＳ）、動植物調査局（ＡＰＨＩＳ。農務省内）、環境保護庁（ＥＰＡ）があり、税関の定期検査、輸入のサンプリング検査の制度もある。

そのほかに、たとえば疾病予防管理センター（ＣＤＣ）、国立衛生研究所（ＮＩＨ）、農業研究局（ＡＲＳ。農務省内）、農業市場局（ＡＭＳ）などの部門も、研究、教育、予防、監督検査、標準制定、突発事件に対する緊急対策の責任を負っている。

食品安全検査局は肉、家禽、卵製品の安全を主管し、食品医薬品局は、食品安全検査局の管轄外のニセモノ粗悪物混入食品、隠れた非安全ファクター、ラベル表示の誇大宣伝などに責任を負っている。アメリカでは、食物中の食品添加剤や薬物残留が食品医薬品局の審査をパスしないと市場販売は許可されない。環境保護庁は主に公衆と環境の健康を保護し、農薬がもたらす危害を回避し、ペットへの管理を強化している。動植物調査局は主に動植物が害虫と疾病に脅かされないよう保護を担当している。

これらの組織はいずれも、関係する法律・法規を運用して食品の安全を保障し、ひいては消費者の健康を保護しているのである。

狂気じみた歴史が生んだもの

さて、これら「他山の石」がわれわれの「天を繕う」を助けることができるか否かのカギは、絶対権力と資源を掌握しているわが政府が、民間と共同で行動する過程のなかで相互信頼の態勢をつくれるかどうかにかかっている。すなわち、各自の責任と権利をはっきり見分け、どのような状況下においても必ず相互に責任を負い、共同歩調の過程で軽率な行為を取り除くことである。

この点については、イギリス人が香港統治の初期に、市場と社会の秩序を確立するにあたって採用した厳罰主義の法規が鑑になる。とはいえ、取締りは必ず「正典」（現代社会の透明法規）を用いて行ない、それは乱世を治めるときの「重典」（厳刑）ではない。

われわれが直面している「天を繕う」作業は、長い長いプロセスであり、いっぺんに成就するとか、即効性のある妙薬があると期待してはいけない。今日現われた症状は、いずれも多年にわたる狂気じみた「透支」の必然的結果であるからだ。

【訳注】透支：この中国語は、著者が「中国の食品安全問題」を解明しようとしているキーワードである。「透支」の原義は、銀行から預金残高以上のお金を引き落とすことや、支出が収入を超過する意味に使われている。つまり借り越しの意味を、著者は拡大解釈して、現代中国人、すなわち中国が中国共産党の一党専制という恐怖統治下に生きる中国人の心理状態、生態、行動パターンなどさまざまな表われを「透支」という用語で表現しようとする、ある意味で著者が造った新語である。その新語「透支」とは、中国人は毛沢東時代に「貧乏になれ！　それは栄誉だ」と号令されると、一〇億の国民全員がそれに従った結果、国全体が貧乏のドン底に陥った。そして八〇年代から始まる鄧《とう》小平《しょうへい》時代になり、「先に金持ちになった者が勝ちだ」と号令されると、一三億の国民がこんどは拝金主義者になったのである。このように、中国人は貧富、右左、善悪、正邪の号令をされるたびに、全員がその号令に従って動き、その結果、人間としての「個」(根っこ) を失ってしまった。そして結局、中国の社会全体が「透支」の症状を呈するにいたったのだ。その症状とは、誰をも信じず、社会を信じず、国を信じず、明日を信じず、の症状である。たとえば、金儲けのためなら後先を考えず、友人親戚や世間の人々への迷惑などを考えず、資源の掘り尽くしを考えず、環境破壊を考えずに、無分別にやってしまう症状を指すのである。

文化大革命のころ、「貧乏になればなるほど光栄だ」という標語がワーワーと叫ばれ、われらが民族全体は十数年間も貧乏と閉塞へと導かれた。そして、そのあとはまた「卵をとるためにその鶏を殺してしまう」（目先の利に目がくらんで将来の利を考えない）式の「みんなで競って万元戸（年収一万元を超す農家や個人事業主）になろう」の時代に入ると、こんどは人々はみな金儲けの亡者、狂気じみた「口卑しいネコ」になってしまった。そして社会を、環境を、親兄弟を、信用を、と次々に「透支」してしまい、ついにわれわれ自身の「根っこ」（恥、良心、善悪の分別など）までも失ってしまったのである。これが有形であれ無形であり、食品の安全が日増しに悪化する一つの重要なファクターとなっているのである。

以下のケースがそれを証明している。

日韓独は「死して謝罪」、中国は「しらばっくれて生きる」

二〇〇四年三月八日、日本の京都府丹波町にある浅田農産船井養鶏場において悲劇が起きた。同日午前七時四〇分ごろ、養鶏場の従業員は、浅田肇・知佐子夫妻が、一〇〇メートルと離れていない二本の大木で首吊り自殺しているのを発見した。浅田肇氏は浅田農産の会長で、養鶏場の鳥インフルエンザ発生を隠蔽《いんぺい》して感染を広めてしまったことに責任を感じ、みずからの死をもって謝罪したのである。享年六七だった。

この同日に、中国広西チワン族自治区南寧《なんねい》において、南寧税関と広西検査検疫局は、アメリカから輸入した鳥インフルエンザ感染の鶏の足爪冷凍品一一三トンを廃棄処分とする決定を下した。これは農業部と国家品質検査総局が二月一〇日に共同で公布した第三四四号公告「全量廃棄」にもとづいた処置であった。

荷主はショベルカー一台を雇い、山のなかに深さ一〇メートルの穴を掘り、大型トラック六台分の鶏の足爪冷凍品全部を放りこみ、その上に生石灰を厚く撒いて消毒した。以上の経過は当日のメディアで報道され称賛された。

ところがこのメディアの発表後、一〇〇トン以上もある「問題の鶏の足爪」を、埋めた当人である南寧市新興科学農業貿易食品有限公司が、当夜、二万人民元（約三〇万円）を払って人を雇い、掘り出し、同社の冷凍庫に密かに運び入れて隠したのだ。広西検査検疫局は情報を聞きつけると、冷凍庫に駆けつけ、それらの製品を封鎖した。

問題が大きくなったことを知ると、同社は従業員二名を身代わりに差し出した。メディアに続いて住民が騒ぎだした。当局がさらに追及すると、二名の従業員はついに、会社に命じられたことを自白した。事ここにいたっても、同社の主は反省しないばかりか、なおもあの手この手で言い逃れをした。従業員が物を惜しんで勝手にやらかしたとシラを切り通すのであった。まったくの恥知らずというよりほかない。

二〇〇五年六月一五日付『朝鮮日報』の報道によれば、韓国景象食品会社社長は、きわめて不衛生な食材を使って粗悪な餃子を製造したことが発覚したために、ソウルの橋から身投げして謝罪した。警察は現場から四ページにおよぶ遺書を発見した。この中《シン》社長は遺書のなかで、同業者に正道を歩むよう訴えていた。

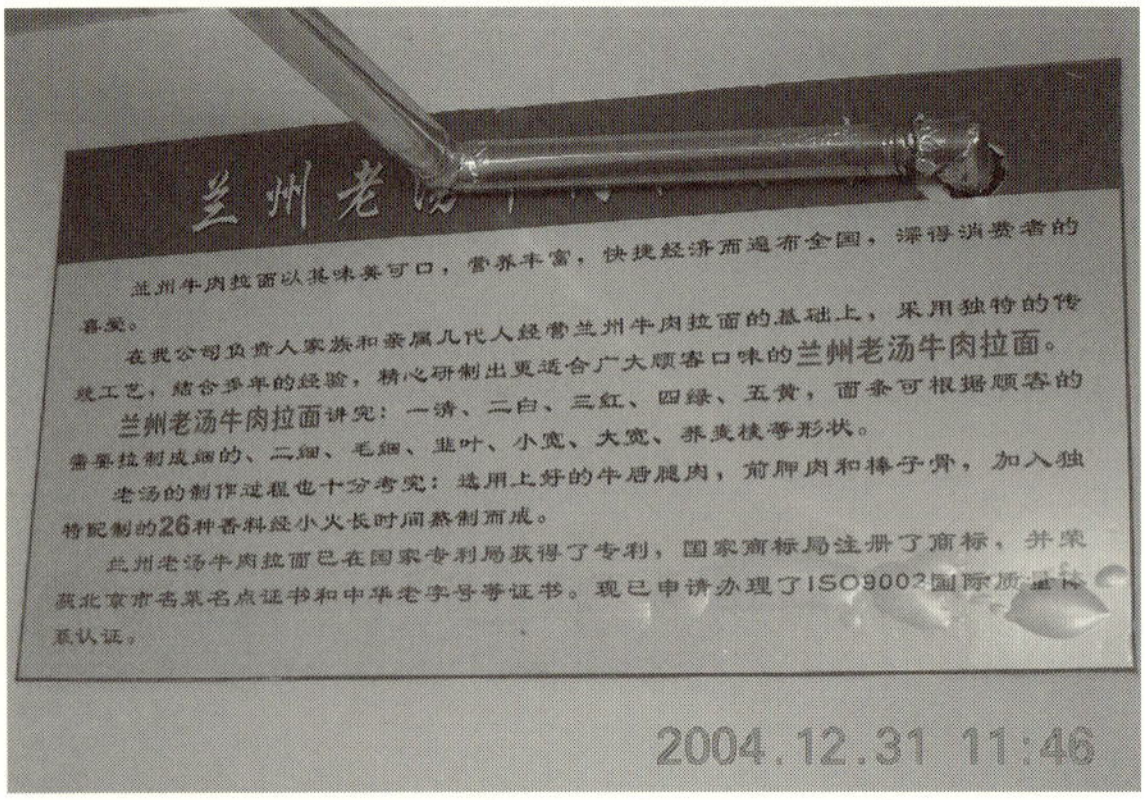

〈ISO 9002〉認証を得たと、恥ずかしげもなくウソの表示をしている。
北京市昌平区にある小さな汚らしいラーメン屋

「韓国の餃子メーカーが、一刻も早く汚点を清め、みずからの名声を回復させなければ、市場で生き残れない」

そして消費者に対しては、「どうか食品メーカーをもう少し信頼してください」と呼びかけていたのである。

この日本と韓国の二つのケースは、いずれもわれわれの隣国国民であり、われわれが平素その国名を聞くと理由もなく見下げ、国名の前に「小」をつけたがる国（小日本、小韓国のように）だが、彼らの「死をもって謝罪する」道徳観と、「しらばっくれて恥知らずに生きる」だましのロジックのあいだには、天と地ほどの違いがある。

二〇〇六年一〇月はじめ、私はベルリンで友人といっしょにトルコの有名な焼肉菓子を食べた。そのとき友人から、ドイツじゅうを騒がせた「腐敗肉騒ぎ」の話を聞いた。

ドイツ警察がミュンヘンで、某食肉卸会社の冷凍庫から一二〇トンもの期限切れの腐敗肉を摘発した。なんと四年間も保存してあるものもあった。それまで超満員だった焼肉店は「恐怖地帯」となり、その煽りできちんと法を守ってきたトルコ人の店や家までが過激分子に焼かれた。その会社の七四歳のオーナーは、自宅で首吊り自殺した。彼は遺書を残さなかった。

会社の倉庫にはなおも六〇トンの腐敗肉と四〇トンの腐敗野菜が残っていた。ドイツ警察は、トルコ焼肉店向けに腐敗肉を販売する「焼肉シンジケート」があるのではないかと疑っていた。「彼は連日の世論の圧力で自殺した」と評したメディアもあれば、「彼は自殺というよりも、食品監督環境に死刑を宣告された。現代社会において信用を失うことは、生命も名も失うことを意味する」と書いたメディアもあった。

■社会全体のコンセンサスをつくるしかない

精神面での中毒は一切の害毒よりも激しく、のちのちまでも消えない。

新聞を開き、ラジオやテレビを見聞きするなかで、最も多く接するのは薬品や健康食品の広告だ。このような現象は、われわれに何らかの警告を与えているのではないか。われわれは、人々がいつも言っているように、「人生の前半は金儲けに懸命、後半は命を永らえるために金を使う」民族なのだろうか。アヘンはわれらの民族を脆弱な「東洋の病人」にしてしまった。ならば有毒な食品は将来、われわれに何をもたらすのか。

本書を書くために、いつのまにか新聞雑誌を切り抜く習慣ができてしまった。たとえば、二〇〇四年八月の『北京娯楽信報』紙から、私は三つの報道を切り抜いている。

その第一面にはこんな見出しが出ていた。

1 「九カ所のマーケットで農薬残留基準値オーバーの野菜を検出」

記事は「北京市は今年（二〇〇四年）八月から、蔬菜の農薬残留の検査状況を公表する。抜き取り検査の結果、農薬残留基準値オーバーの野菜は一〇・六パーセントを占めた。全市の九カ所で、スーパーと卸売市場、小売市場ともに不合格野菜が検出された。これらを追跡すると、なんと北京の三つの有名な野菜の生産・配送基地が含まれていた」とある。

消息筋は、「こんどの検査で、北京の野菜類には大きな問題が存在するとわかった。一つはスーパーの野菜では品質の安全面で隠れた弊害が大きい。その要因は、スーパーに搬入する企業側に厳格な管理が欠けているためであり、そのため野菜の品質が不揃いになる。また、スーパーにも有効な検査システムが欠けている」とコメントしている。

2　「六種類の乳飲料は飲めない」との記事。

二〇〇四年八月四日、国家品質検査総局は、北京など一〇の都市にある四〇社四〇種の乳飲料製品を抜き取り検査した。その結果、合格品は二九種、合格率は七二・五パーセント。「〇〇ヨーグルト」や「××牛乳」と表示された商品の一部は、実際の中身はヨーグルト飲料であり、牛乳飲料であって、消費者の誤解を招く。六種類の不合格品のリストが公表されると、北京市の「銀座」である王府井《ワンフーチン》などのスーパーは、「これらの商品は売っていない。見つけたらただちに撤去する」と声明を出した。

3　「江西省寧都《ねいと》で疑似食中毒発生」（中国官製メディアではよく、この「疑似」を付けて、事件の重要度を下げる）の記事。

二〇〇四年八月七日、寧都県の宴会参加者に疑似食中毒事件が発生、一〇九人が下痢、嘔吐、発熱などの症状を訴え、病院で治療を受けた。衛生部の診断では、原因は患者が細菌汚染の食物を食べたことによるものと見ている。

新聞報道に注意を払うのは、食品の安全に関する情報や手がかりを探しているためである。このようないわゆる「(中国共産党一党専制政治に)マイナスの影響を与える事件」はまだまだ、主管当局の「秘密」であるからだ。この「秘密」はいわば、われわれの体内に生じる悪性腫瘍や癌細胞に等しい。なぜなら、この「秘密」によって、どれほど深刻な事態も瞬時にして滑稽な茶番劇に変わり、現状を半信半疑で見ることになるからだ。

その結果、どのような悪質な事件が起ころうが、人々の反応は、まず驚き、次に怒り、しかし仕方ないと考え、ついに無感覚と絶望感へと転化していく。この感情の混乱の流れが良心を阻害し、正義を鬱血させ、ついには「火事場泥棒」が横行する環境をつくってしまう。考えていただきたい。無感覚と絶望に左右される一つの社会集団の、その出口、その未来がどのようなものになるのかを。

庶民の「天」に悪事を働こうとする不法の輩《やから》が大勢群がり、悪事を真似、競って悪事を働くのは、当局が食の安全に無自覚で、監督管理にやる気を出さず、事件が発生するとこんどは責任をなすりあい、ヒタ隠しにし、だましあうことと直接関係がある。はなはだしきは、悪い風習にそまった当局の担当者が、「食」の領域で悪事を働く不法の輩と結託し、利用しあい寄生する。それゆえ事件は頻発し、いつまでもなくならないのである。

結局は制度面から解決する道を探さなければならない。食品安全事件を起こした張本人を罰するとともに、より重要なカギは事件に責任をもつ当局の人間にも打撃を加えるという、「民以食為天、食以安為先」（民は食が至高、食は安全が先）の考えを社会全体のコンセンサスとしなければならないのである。

われわれの生命を維持する「食」の問題が高いリスクをともなうものとなったら、われわれの将来にどんな希望があるというのだろうか。

二〇〇六年一二月一〇日　北京満井《まんせい》にて

【著者へのインタビュー】

悪化の一途をたどる中国国内の食品安全問題

インタビュアー：廖建龍《りょうけんりゅう》

二〇〇七年八月、北京市内のホテルにて

■天安門事件に連座し、三年間の監獄生活

周勍《しゅうけい》（以下、周）　遠路はるばる北京までお越しいただきまして、ご苦労さまです。首を長くしてご来訪をお待ちしていました。

廖建龍（以下、廖）　私もあなたにお会いできて、嬉しく思います。写真よりお若く見えますね。それにお元気そうです。まず、あなたの経歴からおうかがいしましょうか。あなたは「六四《リヨウスー》」（一九八九年六月四日の天安門事件のことを、内外の中国人は「六四」と呼んでいる）に非常にこだわっていると聞いていますが。

周　私は六四年生まれです。二〇歳ごろからものを書くようになりました。二〇歳のときに書

いた文章で賞をもらいました。当時の権威だった『中国青年報』に褒められましたよ。一九八九年は西安の西北大学の作家班（研修班）で勉強していた、というより無為の日々を送っていました。

胡耀邦《こようほう》（一九八〇年、党総書記に就任。在任中に政治改革を行なうが、保守派の反対にあい失脚、八七年に辞任）が四月一五日に死去すると、俄然騒がしくなった。私はすでに二五歳。若い学生たちを応援しました。四月二六日の『人民日報』の「社説」が、学生たちの民主化運動を「動乱」と決めつけると、大学のパトロール隊が校内の壁新聞を破りだした。私は実名で、その行為を非難した貼り紙を出した。これが当局ににらまれ、要注意人物となりました。

五月に「民主と自由」の謄写版パンフを一〇〇〇部配りました。そして「六四」後、私も逃げました。一文無しでしたが、道々、見知らぬ人たちに助けられました。しかし置き去りにしてきた彼女のことが忘れられず、逃亡生活三カ月で彼女の大学の校門前に行ったんです。そのとき公安に発見され、その場でさんざん殴られたあげく逮捕。陝西《せんせい》省労働教育所という名の監獄に入れられました。「六四」に連座した学生や教師、労働者など百数十名が入っていた。殺人犯もいましたよ。パンフレットを配布して学生たちにデモに行くよう扇動したというのが私の罪状でした。

私は頑としてそれを認めなかったので、拷問され、そのあとで地下牢に五三日間、両手に手錠をかけられたまま閉じこめられました。あなたもご存じかと思いますが、国民党と同じで共産党でも監獄の環境は最悪です。手錠をかけたまま食べ物を口に入れるが、大便はうまく拭けない。同房の学生に拭いてもらいましたよ。手錠をかけられた両腕は腱鞘炎《けんしょうえん》になり、その後遺症は一八年たった今も残っています。歯も六本なくしました。

判決は二年の懲役でしたが、「罪を認める態度、すこぶる劣悪。思想改造に反抗、拒否」としてさらに八カ月間刑期を延ばされた。監獄に入っていた一九九〇年一一月、ニュースで「在北京アメリカ大使館にこもっていた物理学者の方励之《ほうれいし》が出国した。これで中国の監獄には『六四』事件の関係者は一人もいなくなったと、中国政府が繰り返し声明」と言うのを聞きました（方励之の出国は六月）。ウソの声明で外国をだましている政府に腹が立ちました。それと同時に中国のインテリは弱すぎるとも感じました。そこで、中国にも強いインテリがいることを見せてやるぞと、脱獄を考えたのです。仲間三人と計画を立てましたが、そのうちの一人がスパイだったんです。結局脱獄は未遂に終わり、罰が加えられ、出所が延長されるはめになりました。

出所後はしばらくぼんやりしていました。九三年ごろからようやく書けるようになり、九四年に香港から本を一冊出版しました。国内では周勍の名前はつまはじきにされ、言論発表の権利を奪われていましたから、他人の名前を借用したり、名前の字を二分して周京力に変えたりしました。

廖　あなたは天安門事件の貴重な生き残りなんですね。それも「負け犬」ではなく、前に向かって力強く歩いているツワモノだ。

■中国ペンクラブ会員には御用作家と独立作家がいる

周　私は「六・四大屠殺」により拘禁されたという「悪行」のために、共産党当局に国家権力をもって永久に「危険分子」の烙印を押されて今日にいたっているのです。中国共産党は毛沢東から始まる伝統的な手法で中国のインテリを操ってきました。今でも少なくない数の中国の作家たちが、ウイルスか何かのように当局から社会的に隔離されたような扱いを受けている。もっとひどいのは、政府の干渉を拒む「独立ペンクラブ」の会員のなかには、異なる意見を発表したがために重罪を宣告されて、監獄に閉じこめられている人もいます。私も独立ペンクラブの会員です。

廖　中国の独立ペンクラブとは、どういう組織ですか。

周　中国にもペンクラブがあります。国際ペンクラブに所属していて、その一支部です。こちらは政府の所管です。政府の管理を拒む作家たちが集まってつくったのが独立ペンクラブです。会員は二〇〇名ほどいます。政府系のペンクラブの会員は数千人ですね。

作家にとっては、作品を通して読者と交流し、そのことでみずからのアイデンティティと自分の位置を確認できます。読者の反響は作家にとって創作の原動力ですよね。認められるという楽しみでもあるのです。ですから、自分の本がある日突然書店から消えたら、その日から読者との交流はまったくできなくなる。こんな屈辱と絶望感を味わうというのは、残酷な、精神の蹂躙《じゅうりん》であり懲罰というものです。

このイデオロギーの専制国家では、腐敗しきった制度に適当な恭順を示せば、「飼い猫・飼い犬」作家という伝統的なシステムのなかにおさまり、作家は普通の人には想像もつかないほどの物質的な享楽と精神的なごちそうが与えられます。旧ソ連がそうでした。いまや全人民が「小康」（やや余裕のある経済水準）に奔走しているわが中国では、こんな具合です。

私が知っているある女性党員作家は、温家宝《おんかほう》が農民工に関心をもっているという弁明をヨイショするために何万字かの小説を書き、不自然に大きな活字を使って、なんとか一冊の本の体裁に仕上げました。その原稿料は六万人民元（約一〇〇万円）。そのうえテレビ局に数万元で版権を売りつけた。彼女は少なくない「専業作家」の給与を支給され、保険や家屋を国（すなわち党）からいただいているご身分なんです。党中央の「中宣部」や「文化部」は彼女のような「身内」の作品は、力を入れて国内外に推薦してくれます。こういう御用作家がどんなことを書いたり、しゃべったりするかは推して知るべしです。

外国メディアに向かって、ぬけぬけと中国の出版はきわめて自由だ、私の作品は審査を受けずに出版しましたよ、と言う御用作家もいるほどです。もっとも、ここまで言うのは、かえって面白いけれども。

廖 外国では、誰が中国の御用作家なのかは、なかなか見分けがつかないものです。

周 その作家が共産党党員なら、大部分が御用作家だと見ていいけれど、本人が私は党員ですと言わないかぎり外国人にはわからないですね。しかし御用作家はだいたい、政治協商会議や人民代表大会などの委員や代表の肩書きがついているから、その肩書きに注意すればいいんですが。このことは、とくに欧米人には理解されていないですね。

「野良犬作家」でも、外国との交流や出国は阻止されない

廖 御用作家が飼い犬作家だとすれば、あなたはさしずめ「野良犬作家」ですね。いや、共産党支配下の現代中国社会に放たれた一頭の野良犬と見たほうがいいのかな。生活のほうは厳しいでしょうね。

周 毎日お金になる仕事を探し、作品のネタを探すのにおおわらわです。幸い、一般の民衆、友人が温かくしてくれます。

廖　あなたはいつから外国へ出られるようになったのですか。

周　一九九八年末、新疆《しんきょう》から出国してロシアへ行き、それからアメリカに渡り、しばらく滞在してアメリカを見てまわりました。帰りはやはりロシア経由で、空路新疆に入国しました。すると空港の入国管理官から、おまえは危険分子の非国民だから、ここから外国へ戻れ、と入国を拒否されたのです。「私は憲法の権利をもっている合法公民だ」と厳重に抗議して、その場に座りこみました。向こうも私をロシアへつまみ出すことができないから、そのまま空港に二〇日間、拘禁したあと、しかたなく入国させたのです。

廖　台湾の国民党時代は、「危険分子」と見られた台湾人は、特務に二四時間監視・尾行され、公安機関に出頭を命ぜられましたが、今の中国ではどうですか。

周　私は監視されていると思いますよ。メールやネットはよく妨害されているし、外国からの郵便物も受け取りが一般より時間がかかっているので、それがわかります。でも私は平気です。昨年、私は二度もヨーロッパに出かけました。最初は六月にイタリアのミラノで開かれた、ユネスコとイタリアのペンクラブが共催した「作家と人権」をテーマにしたディスカッションに招待されました。出国の一週間ほど前に続けて四回も公安からの呼び出しを受けました。ふだんの言動について根掘り葉掘り問い質《ただ》し、注意をしたあと、「一人息子（一三歳）のこともよく考えたほうがいい」と脅迫されました。しかし、九月にドイツの「ユリシーズ国際ルポルタージュ文学賞」授賞式に出席したときは何もありませんでした。

廖　当局の「野良犬狩り」には注意したほうがいいですよ。

周　中国社会が大混乱となったときはわかりませんが、現在の「小康社会」ではそう簡単に私を拘束することはないと、政府を信じています。突然の「自動車事故」には気をつけていますけどね。結局は党当局の計算にかかっていると思いますよ。今、中国政府は、北京オリンピック開催もあって、外国の批判を非常に気にしています。私を拘禁するとか、私の「事故死」が、引き合うものかどうか、当局は計算しているはずです。

今の中国社会はロシア社会と似ていると思います。二〇〇三年度のユリシーズ賞を受賞したロシアの女性ジャーナリスト、アンナ・ポリトコフスカヤは（受賞作品、邦訳『チェチェン　やめられない戦争』NHK出版、二〇〇四年）、ある既得権益グループにふれたために、昨年一〇月に自宅で射殺されました。中国社会でも、共産党に対する批判のほうは問題ないと思いますが、既得権益グループにふれると面倒なことが起こります。私はこれを念頭におき、覚悟もしています。

廖　あなたは、自由な外国へ移住したいというお気持ちはありますか。

周　この国を離れようと考えたことは何度もあります。しかし、そのときいつも、自由のために、自分の心の根が張った土地を失うことはしたくないと考えてしまう。私は今、文化大革命時代の造反派や右派などの政治運動に翻弄された人たちのために、オーラル・ヒストリーを書いています。現在の中国では、人心の救済は制度の改変よりも急務だとも考えています。もう一つ、『戸籍制――中国最大の人権案』も書いています。中国の現行戸籍制は、インドのカースト制や南アフリカのアパルトヘイトと同じだということを暴きます。

出版から「ユリシーズ賞」受賞までの紆余曲折

廖　それでは本書を書いた経緯《いきさつ》をうかがいましょうか。

周　私はあるとき、親族やまわりの人たちのなかで、癌《がん》にかかった人があまりに多いことに気づいたんです。このことから、食品安全の問題に関心を抱き、これをテーマにして書こうと考えたのです。二〇〇二年後半から作業を始めました。まず、食品安全とそれに関連する膨大な量の書籍や資料を読みました。それから取材に出かけました。私は天安門事件に連座しているため、記者の身分証を発給してもらえず、すべてツテを頼りました。ニセ食品やヤミ製造業者の大半はなんらかのかたちで闇社会と関係をもっています。身の危険を感じる場面にもぶつかります。もっと怖いのは、大きな食品加工企業は、たいていその土地の政府役人を金銭で動かし、違法行為やニセ粗悪食品の製造に目をつぶってもらっています。事件や事故も隠蔽《いんぺい》してもらっています。この点で、身の危険を覚悟するほど危険な取材もありました。

廖　大変な苦労をされましたね。しかし、よく本書を出版させてくれましたね。

周　出版にこぎつけるまで、大変な紆余曲折がありました。二〇〇四年、内容の一部を「民以何食為天」のタイトルで、『報告文学』誌（九月号）や『深圳《しんせん》晩報』『深圳特区報』『青年参考』など、いくつかの雑誌や新聞が掲載してくれました。そのうち『報告文学』を要約した文章が、翌年二月号の『書刊摘報』（刊行書籍の紹介雑誌）に掲載され、これを読んだ、私の経歴を知らないある党の高官が感心して推薦文を書いたのです。

この推薦文を読んだ『中国経済日報出版社』という出版社が、これはいけると思ったのか、二〇〇六年に印刷し、審査に出したがパスしなかったので大損したそうです。ところが書店に並べられなかったこの本が、たまたまユリシーズ賞の中国人評議員の目にとまり、思いがけず入賞したのです。これを知った「中国工人出版社」は、それなら出版は大丈夫だということで、今年の一月に初版一万部を印刷しました。ところが、書店に並べた段階で、当局に差し止められたのです。そこで私は香港のある出版社に持ちこみ、今年五月に出版にこぎつけたのです。本書はそういうわけで、中国国内の書店では買えない中国版（インターネット上で注文すれば取り寄せられます）と香港版の二種類があります。ところが香港版も、香港の二大書店である「三聯《さんれん》」と「商務」が、中国側から圧力がかかったのか、取り扱いを拒否してきました。香港では、この二つの書店以外の書店には並べてあるはずです。

廖　中国の禁書指令が香港にまで及んできたわけですね。香港の自由度もそこまで落ちてしまったんですかね。聞くところによると、翻訳の出版は日本が一番早いそうですね。そうしますと、あなたのこの『民以何食為天――中国食品安全現状調査』がようやく日の目を見て、書店に堂々と並べられるのは日本が最初というわけですね。安心してください。あなたの本が日本で差し止めとなったり、書店から取り扱いを拒否されることは絶対にありませんから。

周　アメリカとフランスが版権を買ってくれたのですが、出版はまだ先だそうです。

廖　世界じゅうのルポルタージュ文学作品から優秀作を選ぶドイツの「ユリシーズ賞」受賞作品としては、二〇〇四年度に受賞した陳桂棣《ちんけいてい》・呉春桃《ごしゅんとう》夫妻共著の『中国農民調査』（邦訳：文藝春秋、二〇〇五年）に続いて、あなたのこの作品が中国作品としては二度目となりますね。

周　ユリシーズ賞の選考は、一二名いる評議員が世界じゅうから二六〇作品ほどを集めて評議し、そのなかから三〇冊に絞りこみ、最終的に七冊が入選となります。陳さんも私も同じく、中国共産党統治下のひどすぎる現状に義憤を感じて、調査し、執筆したのですが、陳さんは新聞記者で、合肥《ごうひ》市の作家協会主席の地位にある方ですから、大手を振って現地調査ができました。一方私は「野良犬」ですから、こっそり調査したという違いはあります。もう一つはテーマの違いですね。陳さんの本は、農民という一つの階層の問題がテーマですが、私の本は中国人全体、それこそかわいそうな農民から、隠蔽に血まなこになっている下っ端役人、そしてまた国家主席の胡錦濤《こきんとう》までを含む一三億の中国人が毎日食べている危ない食品がテーマです。

著者が声を大にして訴えたいこと

廖　本書の書名を「民以何食為天」とした理由はなんですか。

周　中国の俗諺《ぞくげん》である「民以食為天」の真意とはこういうことです。中国人は何千年ものあいだ封建専制の恐怖の統治下で、人間として享受すべきあらゆる好みや権利を剝奪《はくだつ》されてきました。それゆえ、人間の生存上、ぎりぎりの「動物的な食」は、庶民の最高の神様＝「天」として崇められてきたのです。私たちの現実は、じつはこの最も基本的な「動物的な食」さえも保障する方法がないのです。そうであるから、この本の書名を先の俗諺に「何（なに）」一字を加えて「民以何食為天」と名づけたのです。

私は真実を追求し、真相をもって専制統治下のウソと恐怖を暴いていこうと考えています。スローガンや空疎な言葉を使って専制と専制のウソに対抗するべきではないと考えます。その解明は、一つ一つのケースに対して着実に行なわなくてはならないのです。どうして中国の食品をテーマにしたのか、と訊かれたら、食品はすでにどうにもならないところまで来てしまったからです。

廖　あなたが解明したいというその真実、真相をもう少し話してください。

周　一つは、当局が何とかして隠したいとしているニセ食品、偽造粗悪食品の実態です。中国は、旧ソ連からプーチン政権下のロシアに代わったのと同じように、集権専制に資本が加わって闇社会化した典型です。すなわち、少数の利権利益分配グループが、言われているところの社会転換型の期間に、国家機構を利用して権力に変え、しかるのち、この権力を使ってブラックマネー資金を獲得し、この資金でもって絶対多数の民衆に対処、対応しているのです。

中国はロシアと同じように、社会転換型ブラックマネー資本主義に足を踏みこんでいるのです。中国の食品汚染は人心の汚染から来ています。中国人のこの民族全体は知らず知らずのうちに、集団的に無意識的に慢性的自殺を進めているのです。ですから私は、中国の、目に見えないけれど、悲惨さを増しつつある事態を救えるのは、国内にあっては中国人みずからしかいないと考えています。中国人自身が魂の救済運動を起こす。それと同時に、国際社会が中国の庶民のために、中国政府に対して絶えまなく圧力、外圧を加えていただきたいと考えています。

中国の食品安全は悪化の一途をたどっている

廖　本書の内容について少しうかがいます。あなたが取りあげた危ない食品の事例は、昨年、二〇〇六年までですが、今年に入って、アメリカでのペットフード事件など世界で大きな注目を浴びました。これによって中国の食品安全の問題は多少は改善されましたか。つまり、本書で取りあげた問題を大まかに整理してみると、違反・禁止の薬剤や添加剤の使用、薬剤や添加剤の過剰使用、衛生環境の劣悪な状況、それと偽装やニセ食品となりますね。これらは日本でも起きていたし、今でもたまに起きています。しかし日本では、教育、取締り、社会的制裁で解決したり、改善しています。

周　中国では残念ながら、日増しに悪化の一途をたどっています。中国には取締りがあるだけで、教育と社会的制裁はないのです。

廖　日本では、政府や農薬企業、食品添加剤企業などの業界団体が啓蒙書を出したり、講習会を開いたりして、使用者や消費者に教育しています。最近でも消費期限切れの食品を再使用したり、表示に偽りがあったことが発覚した企業が社会的制裁を受けたケースもあります。（日本から持参した、食品添加剤協会が発行した食品添加剤の啓蒙書を見せて）日本ではこういう啓蒙書が書店で売られているのです。

周　こういう啓蒙書は中国にはないですね。当局や業界団体の使用者や消費者に対する指導や講習会も聞かないですね。中国では、たとえば河南省の豚肉赤身化剤添加豚肉の摘発が厳しくなると、お隣の河北省では赤身肉豚肉が安くなり、よく売れると言われています。豚肉販売業者がこぞって河北省に大移動するからです。業者や企業が摘発を受けても、当事者には罪悪感はさらさらなく、また社会的制裁を受けることもありません。だから当事者は、手を替え品を替えて違反行為を繰り返します。検査方法についても、今日検出されたら、明日からは検出されない方法を考えだします。中国の俗語「上に政策あれば、下に必ず対策あり」は、ここでも立派に生きています。いたちごっこです。きちんとした管理制度がなければ、だめです。

悪化の根本原因は明日を考えない不安感にある

廖　そもそも今日の中国がこのような粗製濫造を行ない、世をはばからぬ偽装・偽造が、ついには自分たちが毎日食べる食品にまで及んだ根本原因はどこにあるのですか。

周　非常に簡単です。一つの強権がもたらした恐れや不安です。一人一人が恐れ、一人一人が毎日を最後の一日と考えて過ごす。そうすると、その人は自分の最低線（正常な人間がもっている道徳、良心など）を打ち破る。その人は生活を「透支」（一七七ページの訳注参照）し、資源を「透支」する。すべてを「透支」してしまうのです。

　私がこの本のなかで書きたかったのは、一つは食品の安全ということです。中国人が今食べているのはゴミです。これは命を脅かす、非常に恐ろしいことです。もう一つは、心のゴミということです。私たちが子供のころから受けてきた教育や、そのなかで得た心の糧もまたゴミだらけです。原因は何でしょうか。たとえば、北京や上海のような大都会でも、普通の家庭で購読しているのはテレビ番組の新聞、いいところで夕刊紙です。読書する人は非常に少ない。読む本といえば金儲け成功法、仕事速成術、人の心理の読み方術のたぐいです。食べているものもゴミ、精神や心の糧もまたゴミなんです。この民族は滅亡するかもしれませんよ。どうしてこうなったのでしょうか。制度の問題なんです。制度がもたらした欠陥です。

現行の制度の下では、政府の役人が真相を話せば、そのために受けるリスクは隠蔽よりもずっとずっと大きいことは間違いない。食品安全上のいかなるゴマカシもウソも、私たちの将来に癒しがたい禍根を残します。私たちが日常生活のなかで生命を維持するために必要な飲食の問題が、大変なリスクを伴うことになれば、私たちの社会に希望はありません。このような状況下で、「和諧社会」（調和の社会。胡政権のスローガン）なんて語るのは、本当に滑稽ですよ。

■現行の管理行政下では食品安全は守れない

廖　政府当局の食品安全の管理監督がよくならない根本原因は何でしょうか。

周　食品安全の管理監督部門の、いわゆる「集団責任体制」にあります。誰も責任を取らないですむような体制なんですよ。

養豚業を例にとりましょう。中国の現在の養豚業は、八つの部署が入りまじって管理しています。子豚の飼育の過程は農業部が管理する。農業部は飼料メーカーに製造許可証を発行する特権を持ち、証明書の代金を徴収する。豚の成長期の衛生防疫は衛生部が担当する。ここも防疫費用を取ることしか考えず、具体的に防疫をどうするかについては一切関心がありません。豚の屠殺は工商局が管理しています。ここでも屠殺費を取ることしか考えず、豚が屠殺に適するかどうかについては関与しない。この間に豚肉に問題が生じたら、互いに責任のなすりあいです。しかも、じつを言うと食品の問題を起こしてほしいんです。問題が起きると、上級部門の注意を受け、特定管理項目の予算を引き出せるからです。引き出したカネのうち、六〇パーセントは車を買うなどで私腹を肥やす。これが「八大部署」が豚一頭すらうまく管理できない理由の一つです。主管する官僚と悪徳業者との結託による相互利用の鉄の利益共同体ができあがっています。これに触れると危険というわけです。

廖　それでは、中国の消費者は誰が保護しているのですか。

周　当然政府が保護するべきです。中国の専制社会では、消費者はメディアと政府の主管部門からしか情報を得られないからです。最近、政府は食品安全に対する報道管制を敷きましたから、消費者は食品の安全に関する情報を閉ざされてしまいました。食品を選ぶ権利を奪われたも同然です。中毒事故が起きたらどうするのか。中国の司法は腐敗しているから、法律に頼るとコストは高いのです。中国の消費者が危ない食品を食べて被害を受けたら、みずからの悪運を呪い、泣き寝入りするしかないのです。

段ボール肉まん事件は「やらせ」ではない

廖　最新のホットな事件として、中国では「紙包子」(紙の饅頭)事件、日本では段ボール肉まん事件と称するものがあります。日本メディアの報道によると、これは、北京テレビの記者が北京市朝陽区のヤミ食品工場に潜入取材し、工場内で古い段ボールを苛性ソーダ液で溶かしたあと、四〇パーセントの豚肉・ネギを混ぜ、豚肉味の香料など調味料で味つけし、肉まんにして毎朝、街角で売っていたことを、工場の生産過程の生々しい映像とともに、七月八日の「透明度」という番組で放映したということでした。

ところが七月一九日の日本での報道によると、北京市当局の捜査で、じつは北京テレビ局のある臨時職員がみずから段ボールなどを持ちこみ、出稼ぎ労働者四人に指示して演出した「やらせ」の報道であったと判明し、これを北京テレビ局も認めて一八日の夜に伝えた、ということになった。そして中央テレビなどが後追い報道し、さらに日本を含めた海外メディアが相次いで報道し、国際社会からの反響が大きかったため、警察当局はすでにその臨時職員記者を逮捕したと言われました。そして八月一二日、北京市第二中級法院（地裁相当）は、その臨時職員記者、訾《し》北佳《ほくか》に対し、「虚偽報道で食品業界の特定商品の信用を傷つけた」として懲役一年と罰金一〇〇〇元の判決を言い渡したと、新華社通信が伝え、これを日本の各メディアが報道しました。あなたは北京でいくつかの外国メディアの取材に応じて、違う見方を示したと聞いていますが、あなたの意見を日本のマスコミは伝えていません。

周　はじめに断わっておきますが、私は当事者の訾さんと面識がなく、会ってもいませんが、彼の弁護士と会って意見を聞き、また北京テレビの「紙包子」の報道とその後の事件の一部始終を注意深く観察しました。そのあとで、一北京市民の常識的な見方やその背景について、いくつかの海外メディアに発言したのです。

廖　あなたの発言内容の趣旨を、かいつまんで話してくれませんか。

周　まず、常識的なことからお話ししましょう。

一つに、北京で一番安い饅頭屋は老舗の慶豊包子舗。そこの一番安い、肉の入っていない饅頭は一斤（五〇〇グラム）三〇個で二五元です。ところが街角の屋台で売っている肉まんは一〇個で二・五～三元です。中国では肉類は豚肉が一番安く、それでも一斤一〇元することからみても、屋台の肉まんは段ボールでも混ぜなければ、合わないと考えます。

二つ目に、その臨時職員の記者は以前にニセ羊肉串（値の高い羊肉を安値の豚肉で偽る）を暴いたこともある立派な人物であり、決して駆け出し記者ではない。ちなみに中国では記者の八、九割は臨時雇いの身分です。給料はもらえるが記者証はいつでも取りあげられるようにしている当局のメディア操縦の慣行でしょう。中国では記者の良し悪しは雇用身分と関係がないのです。

三つ目として、八日に放映されたのは本当の饅頭製造の作業場で、四人は出稼ぎ労働者ではなく、正真正銘の饅頭屋でした。放映直後、主管の工商局はニセ饅頭屋の主人が逃げたと発言し、その後、事が大きく報道されると、公安局（警察）は世論の圧力を受けて動きだし、一七日に四人と記者を、人を怖がらせる情報を流したカドで逮捕した。しかし、判決の罪名は「他人の商品の信用を傷つけた」に変わってしまっています。記者一人のみ有罪。四人とテレビ局は無罪放免です。七月一七日に逮捕、八月一二日に記者一人だけを異例のスピードで有罪判決して、一件落着と相成ったわけです。

廖　たかがニセ肉まん販売を報道しただけで、異例のスピード判決という大騒ぎは、大げさすぎるのではないですか。

周　その背景として、次のようなことがあります。

一つに、報道が海外の大きな反響を呼び起こしたのがいけなかった。地方官の首がかかったのです。段ボール肉まんの報道がもし本当だとなったら、時節柄、北京市長はさしずめ温首相に、「将来、段ボール肉まんをオリンピックのゲストに食わせるのか」と怒られるでしょう。そうなると、市長は市工商局長やその他食品安全部門担当官の何人かの首を切らざるをえないハメになります。

もう一つにこういうことがあります。当局が全市の街角に立つ安いニセ肉まん屋台を本気で取り締まったら、値の高い本物の肉まんしか買えなくなり、庶民の怒りを買うハメになります。

廖　北京市内のサラリーマンは、肉まん一〇個に三元しか出せないんですか。

周　そうですよ。首都北京市といえども、大部分の市民は貧しい。格差両極です。だから、この事件に対する地方官の始末のつけ方は、段ボール肉まん販売という周知の事実を覆い隠し、「やらせ」であるとして、記者一人をスケープゴートにすれば八方まるく収まるというわけです。長年、段ボール肉まんを食べて中毒死した話は聞かないから、市民の健康にかかわる食品安全問題はどうでもいいこと、官の椅子の座り具合安定が第一です。これが専制国家の「倫理」です。

■ 七月、中国政府は国内の食品安全に関する報道禁止令を出す

廖　そういえば、今年アメリカで大騒ぎとなった例のペットフード事件も一件落着したみたい

ですね。

周　そうです。段ボール肉まん事件と同じ始末のつけ方です。ずっと前に収賄罪で捕まえた国家食品薬品監督管理総局長の鄭篠萸《ていしょうゆ》は、五月二九日の一審判決で収賄罪を認定されたばかりでした。本来官僚の汚職がらみの裁判は、死刑判決が出ても執行猶予付きが普通なんですが、たまたまペットフード事件が起きたために、急遽《きゅうきょ》、死刑執行して、彼をスケープゴートとしてアメリカに差し出せば、一件落着するという「倫理」です。死刑執行の報道を見た北京のチマタの一般庶民は、「ああ、あの鄭局長はかわいそうだ。アメリカの犬どもに殺されたんだ」と同情しています。そして「彼の収賄した六四九万元（約一億円だが、一部返還した説もある）は、彼のような高い地位の官僚の死の値段にしては少なすぎだ。せっかくなら、もっとせしめればよかったのに、残念だ」の声ばかりが聞こえてきます。一罰百戒の効き目は見えてこないですね。

廖　ペットフードにメラミンを混入させた元凶の、徐州の公司の毛《もう》総経理は逮捕されましたが、彼はその後どうなったんですか。

周　その後の報道は聞かないですね。政府のマスコミに対する締め付けが厳しくなったのです。メディアが中国の「有毒食品」のニュースを大々的に報道したことが、執権者の神経を痛く刺激した。先月（七月）中旬、政府はメディアが続けて食品安全問題を報道することに禁止令を通達したのをご存じですか。この先、中国の食品安全についての報道はなくなりますよ。「有毒食品」事件はヤミのなかに消えていきます。中国の庶民は赤信号がなくなった道を横断することになるんです。あらゆる生物の進化の過程で、痛みを感じない生物は真っ先に淘汰されます。報道禁止は人に痛みを感じさせないということです。そうなれば、障害を回避しようがない。このままいけば、中国人という種族は淘汰されてしまうということですよ。

■日本メディアも中国の食品安全を大々的に報道

廖　今年に入って、アメリカのペットフード中毒事件の報道が世界に大きな反響を起こしたためか、日本でもメディアが中国の食品安全の問題を大きく取りあげるようになりました。各種メディアがいずれも大なり小なり断片的に取りあげたし、ＮＨＫテレビも「クローズアップ現代」という番組で、八月二〇日に中国の食品安全問題、翌日には中国のニセ商品問題を取りあげました。

周　私は七月一九日、ＮＨＫの取材班三名、記者、通訳、カメラマンと北京の建国門近くで、二時間も取材を受けましたよ。そのあとで、ＮＨＫのまた別の女性記者が私を訪ねてきました。

廖　番組では二回とも、あなたはワンカットも出ていませんでしたが（周さんへの取材は、七月二二日、日曜日午後六時の「海外ネットワーク」で放映されたことがあとでわかった）。番組では中国のウナギ養殖場や中国政府当局の対策を放映したあと、スタジオに民間経済調査研究所に勤める、中国事情に詳しいという中国人研究員を招いて、女性キャスターが話を聞いていました。少し気になったのは、キャスターがその研究員に、「食品安全事件がこんなに多発したのだから、中国政府当局は今後、本気で食品安全対策に取り組むと思いますか」と訊き、彼が「当局は本気でやると思いますよ」と答えたところです。あなたはどう思われますか。

周 「本気で」という訊き方はこの場合、問題の核心からずれていますね。それでは、これまで中国の食品安全が守られず悪化したのは、中国当局のやり方が本気でなかったということになる。そうではないことは、私のこの『民以何食為天』の本を読んでくれればわかるし、北京でのＮＨＫの取材のなかでも私は力説しました。中国の食品安全の問題の根本は、一に現在の中国の明日を考えない人々の「透支」社会、二に政府当局の入り組んだタテ割り行政の管理制度、その根底には役人と業者・企業との結託した癒着の堅固な既得権益共同体の存在があるのです。政府が本気で取り組んでも解決できる問題ではないからです。このことは、中国人研究員ならわかっているはずです。その答えは日本のキャスターの口裏に合わせたごまかしですね。

輸出向け食品については、当局が本気で輸出検査窓口を管理監督すれば改善されるかもしれません。しかし、国内の食品全般の安全が日増しに悪化の一途をたどっているかぎり、輸出食品だけが改善されても、いつまた問題が起きるかわかりません。もっとも、来年の北京オリンピックの選手村の食事についてだけは当局は必死にやるでしょうが。

【訳注】 北京・共同発電によると、中国衛生部は八月二九日、中国の輸出食品の安全検査による合格率は九九パーセント以上に達したなどと強調した、世界保健機関（WHO）宛の報告書を発表した。

廖　NHKはなにしろ公共放送です。日本政府は中国政府の専制政治や汚職には口出ししないとの意向が伝統になっているのです。残念ながら、NHKはあなたが期待している「外圧」にはなりたくないでしょうから、中国政府をはっきり批判する発言は、「これでは中国政府にあまりにも失礼」と判断したのかもしれませんね。

ところで八月一七日、中国国務院は「中国首部食品安全質量白皮書」つまり食品安全に関する中国白書（末尾の訳注参照）を発表しましたね。これについて簡単なコメントをお願いします。

周　その白書を読みましたが、「食品安全の総体的レベルは先進国家となお隔たりがある」と、みずから認めたくだりは評価していいでしょう。しかし、発表している数字は中立機関による裏付けに欠けており、説得力は弱い。最も重要なことは、食品安全を告示し、それを常態にする制度であって、事が起きるたびに呉儀《ごぎ》副首相に「火消し組長」をやらせる非常事態の応急処理法ではありません。それはすでに起こったことを無理に抑えこむだけで、結局は病巣を残し、再発すると前よりいっそう悪化することになるのです。

廖　ありがとうございました。

【訳注】二〇〇七年八月一七日に発布された白書のタイトルは、「中国の食品品質と安全の状況」。白書では、中国の消費量の大きい食品を一〇種類に分けた。食用油・油脂とその製品、酒類、水産製品、食糧加工品、飲料、肉製品、乳製品、調味品、デンプンとその製品、食用糖。二〇〇七年の前半期、水産製品のサンプル抜き取り合格率八五パーセントを除くと、九種類の合格率は九〇パーセント以上、肉製品の合格率は九七・六パーセント。食品のニセ・粗悪品の問題を解決するために、二〇〇六年、中国品質検査部門は食品の違法案件を四万九〇〇〇件調査処分し、押収したニセ・粗悪食品貨物の金額は四億五〇〇〇万人民元（約六七億五〇〇〇万円）。二〇〇六年の中国輸出食品の総量は二四一九・三万トン、総額は二六六・五九億米ドル（約三兆円）で、前年比はそれぞれ一三・二九パーセントと一六・〇パーセント増加した。二〇〇六年は二百数十カ国と地区に輸出した。多年来、中国の輸出食品の合格率はずっと九九パーセント以上を保持してきた。

【識別法】◆中国で食品を買うときの注意と選び方

見た目がきれいな果物は安全ではない

安全な果物とは、残留農薬が少ないかまたはないことである。以下は購入時の注意点。

なるべく季節に合った果物を買うこと。季節はずれの果物は、大量の薬剤を噴きかけて、熟成度を前後にずらしてマーケットに出しているからである。

購入時、見た目がよく、病斑や虫食いのない果物を、わざわざ選ばなくてもよい。表面に多少キズがあっても、栄養価や品質は損なわれない。見た目がいい果物はかえって農薬残留が多い場合がある。外皮がつるつるの果物は、農薬残留が少なく、外観がデコボコだったり、細毛があるのは農薬が付着しやすい。袋をかぶった果物は薬剤の付着が少ない。

長期保存物や輸入物は、しばしば薬剤を使って保存期間を延ばしている。

果物は食べる前に大量の水で洗うとよい。塩水や洗剤で洗っても効果が上がるとはかぎらない。

安心して食べてよい燻製品《くんせいひん》の見方

よい燻製品は、肉眼で見て肉色が鮮明で、鮮やかな赤色や暗赤色をしていて、光沢があり、脂肪は透明か乳白色をしている。表面は塩がふいてなくて、肉はさわやかに乾いている。肉質はなめらかで硬く、弾性もあり、脂肉は透明な黄金色をしている。悪い燻製品の肉肌は、くすんだ暗灰色で、脂肪は黄色で、表面にカビ斑がある。拭いても痕《あと》が残り、肉質はふわふわして柔らかく、弾性もなく、指で押すと、へこみの回復が遅く、肉表面に粘液がついている。

「香腸《シャンツァン》」（腸詰、ソーセージ）の優良品は、外皮の腸にカビ斑がなく、弾性に富み、中身と腸がしっかり張りついて分離しにくい。肉質は硬くて潤いがあり、ほどよく赤いバラ色をして、脂肪は白色。腸詰特有の芳香さがあり、酸敗臭がない。一方、悪い「香腸」は、外皮の腸が濡れてネバネバしていて、少しカビ斑があるものもある。中身と腸も分離している。脂肉は淡黄色で、中身がゆるく締まりがなく、まわりは暗灰色で、褐色の斑点がある。香味がなく、酸敗臭がある。

冷凍の餃子、ワンタン、饅頭《マントー》、シュウマイなどの買い方

1 販売ケースの貯蔵状態に注意。麺・米の冷凍品の貯蔵庫内温度は、一般にマイナス一八度を維持して品質が保証されている。この温度条件下でないと、品質保証期間内でも品質は保証されない。

2 包装状態に注意。包装材がよく、包装が完全で、表示の印刷もはっきりした製品を選ぶこと。次に、包装上の表示を確かめる。品名、

配合材料表、正味重量、メーカー名と住所、製造日付、品質保証期限、貯蔵条件、食用方法、製品の標準化番号、生か調理済みか、中身含量と全体に占める割合（%）など。

3　製品の外観を見る。変形、破損、崩れ、変色、表面が粘っていたり、粘ってひとかたまりになったり、夾雑物が混ざっているかを確かめる。

スーパーでの氷づけ鮮魚の買い方

1　魚体の表面が明るく、無傷かを見る。

2　魚体に触ってみて、弾性、エラの赤色が鮮やかか、魚の浮き袋に破裂がなく、ウロコが剝げ落ちやすくないかを確かめる。

3　嗅いでみて、新鮮で、魚の生臭さがきつくなく、異臭もないことを確かめる。

「火腿《ホートゥエイ》」（中国式ハム製品）の選び方

弾性があり、肉の部分が多く、香味がいいのを選ぶ。外袋がふくらんだ製品はすでに変質している証拠。刺激的な味がして、口に爽やかさがしないのは、添加剤が多すぎる可能性があり、食べないほうがよい。表面に粘りけや外皮の腸に破損があるものは避ける。

春雨の選び方

「粉糸《フンスー》」（細めの春雨）や「粉条《フンティアオ》」（太めの春雨）の鑑別の仕方。

1　**色つや**　製品を明るいところで観察する。良品は色つやが真っ白で、光沢を帯びている。少し質が悪いと色つやはやや暗く、褐色がかり、光沢も少ない。粗悪品だと、色つやは暗灰色で、光沢はない。

2　**品質状態**　手で曲げたり折ったりして、その粘り強さや弾性を確かめる。良品は、太さが均一で、折れクズがなく、しなやかで弾性があり、雑物がない。少し質が悪いと、太さが均一でなく、折れクズがあり、しなやかさと弾性に難があり、少し雑物もある。粗悪品だと、折れクズが大量に出て、カビ斑もあり、雑物も多く、悪性雑物さえもある。

3　**匂いと味**　サンプルを直接嗅いでみる。次にお湯にしばらく漬けてから匂いを嗅ぎ、噛んでみて味をみる。良品にはどんな匂いも味もない。粗悪品だと、カビ臭、酸味、苦味や渋味、その他の味がする。口のなかに砂や土があるような感じがする。

水産乾物品の鑑別法

1　**「墨魚《モーユ》干《ガン》」**（スルメイカ）　体形が完全で明るくきれい。柿の赤色をしていて香味あり、乾いた爽やかさ、うす味がいい。

2　**「鱿魚《ユーユ》干《ガン》」**（スルメ）　体形が完全で明るくきれい。イセエビに似た色で、表面に微細な白粉があり、乾ききって、うす味が上物。

3　**「蝦米《シャーミー》」**（むき身の干しエビ）　肉が細かく硬い。きれいで無斑。色は鮮紅色、またはやや黄色く明るい。新鮮な香味があり、乾ききって、うす味が上物。

4　**「海参《ハイサン》」**（ナマコ）　体形が完全で、端正。よく乾いていて（含水量一五パーセント以下）、うす味で硬く、光沢があり、大きさも均一。腹に砂がない。

5　**「魚翅《ユーツー》」**（フカヒレ）　青翅と明翅などに分けられるが、青翅が最高。よく乾いていて、うす味。外皮を剝いた中身がザラメ黄色がいい。

6

「章魚干《ツアンユガン》」（干しダコ）　体形が完全で、色つやが鮮明。肥えてタコ足が太い。色は柿の赤色で、白粉を帯び、香味あり。乾いた爽やかさ、うす味がいい。

茶葉の選び方

まず匂いを嗅ぐ。お茶特有の清らかな香りがあれば本来のお茶。青生臭い匂いやその他の異臭があったら、ニセ茶か汚染されたお茶だと思ってよい。

次に色を見る。ひとつまみ取って、白紙か白皿にのせ、広げてよく観察する。緑茶なら深い緑色、紅茶なら真っ黒、烏龍《ウーロン》茶なら黒っぽい緑色であれば、本来のお茶の色。たとえば、特級「黄山毛峰茶《ファンサンマオフォンツアー》」（安徽省黄山で産する緑茶）は芽先の肉づきがよく、たくましく、そろっていて、形は「スズメの舌」に似て、象牙色のような萌黄色をしている。もし、茶葉の色が乱雑で調和なく、また茶葉本来の色と違っていたら、ニセ茶葉と疑ってかかるべし。

そのほか、茶葉の折れ具合を見てみる。そろっているのがよく、折れているのがあれば二級品。

最後はお茶をいれてみる。茶葉を少量、コップに入れて、熱湯を注ぐ。開いた茶葉を冷水の入った茶碗に入れて、そのきめ細かさを見る。たとえば、いい烏龍茶は葉が緑で縁《ふち》は赤く、葉裏は肉づきがよく柔らかい。縁の赤色は鮮やかで明るい。優良品のお茶湯は透きとおって明るく、匂いを嗅ぐとお茶特有の清純な爽快さがある。その芳香は持続力があり、心肺にしみとおる。いい紅茶の茶湯は、冷めると浅褐色または橙色《だいだいいろ》の乳状の混濁が出てくる。

「焼鶏《サウチー》」（遠火で丸焼きした鶏）の識別法

マーケットで売っている品には、病鶏や死んだ鶏で加工したのがあるから、要注意である。どう識別するか。色つやだけを見てはいけない。色つやはハチミツや黒砂糖を塗って油を通しているから、いい鶏との区別がつきにくい。まず丸焼き鶏の目が半開き状態であれば、病鶏でないと断定できる。病鶏は、死ぬとき目を全部閉じるからだ。次に、丸焼き鶏の皮を軽く裂いて中の肉色を見る。肉が白色であれば大丈夫だ。病鶏が死ぬと血が抜けないので、肉色は赤色に変わるのだ。そのほか、嗅いでみて異臭があるかどうかも識別方法の一つである。

輸入食品の真偽を判別する方法

輸入食品のニセモノは二種類ある。原料を輸入して国内で包装する。もう一つは、国内原料を使い国内で生産し、輸入食品と偽って売る。輸入品ニセモノは、一般に包装材の材質が粗悪で印刷も悪く、中国語のラベルは国の強制的標準化に合致せず、出入境（輸出入）検験検疫局が作成・発行する輸出入食品審査合格証書ラベルと輸入衛生証がない。

密売食塩に注意

現在マーケットに見られる密売食塩（私塩と称している）は二種類ある。海水塩を直接さらした塩には、生物環境の汚染がひどいうえ、精製されず食用基準に達していない。もう一つの工業塩または亜硝酸塩。これらには多量の有毒有害物質が含まれており、食すると頭髪や眉毛が抜け、ひどくなると中毒死する。

では、どうやって識別するか。まず包装状態を見る。ニセ防止ラベルの貼付場所がきちんと統一され、裏側に八桁《けた》番号数字があること。手に持って中身にデコボコ感がないこと。次に、中身の塩がきれいな白さで、灰色や黄褐色の混じりけがないこと。結晶がそろっていて、硬くつるつるし、透明または半透明の輝きがあり、固まっていないこと。雑物が混ざっていないこと。異臭がないこと。最後は、舐めてみて純正の塩味があり、苦味や渋味、その他の味がないことを確かめる。

食酢の選び方

マーケットで見られる食酢のニセモノは、工業用氷酢酸を水でうすめ、色素で着色している。食すると人体の神経系統、消化器系統、呼吸器系統に危害を与え、肺癌《はいがん》や胃癌を引き起こすので、人体への危害は甚大である。酢の中国文字は「醋」。ニセモノを識別するにはまず、包装に「勾兌醋《ゴウドエイツオ》」（調製酢）または「醸造醋」の表示を確かめる。色を見る。「白醋《バイツオ》」（白酢）は無色透明、「陳醋《チエンツオ》」（長期間貯蔵した酢、年代を経た酢）は、黒っぽい栗毛色の色つや。いずれも沈殿浮遊物やカビ花の浮膜は出ない。いい酢は独特の香味があり、酸味も柔らかく、後味が長く持続する。また、刺激的な酸味は感じさせない。瓶を揺り動かすと、いい「陳醋」は、できた泡がなかなか消えないが、ニセ酢や粗悪酢は、泡ができてもすぐ消える。最後に、酢を使う料理は鉄鍋を使い、アルミ鍋は酢でアルミが溶けて出るので使わない。

古米や有毒米の鑑別法

マーケットでバラ売りのお米を買うときの心得は、

1　米粒をよく見る。正常の米は大小均一、ふっくらとして滑らかさに光沢がある。

2　手で米をひとつまみつかんでから、手放してみる。手にくっついた糠《ぬか》の粉を見る。合格した米は、糠の粉が少ない。

3　匂いを嗅ぐ。手に米を少し取って、口を近づけて熱気を吹きかけるか、手でこすって発熱させてから嗅いでみる。正常の米には清らかな香味があり、異臭がない。

4　嚙んでみる。二、三粒の米を口に放りこんで嚙んでみる。正常の米はかすかに甘く、変な味がしない。

5　温水で洗う。大量の雑物、油や蠟《ろう》のシミがあるかどうか確かめる。これらがなければ、工業油を入れてつや出ししていないと断定できる。鉱物油を添加した米の簡単で実用的な鑑別法は、そういう米を少量の熱湯に漬けてみると、手にはっきりと油っこい感じがし、ひどいときは水面に油斑が浮き出る。さらによく見ると、油で濡れた米粒には少し浅黄色がついているのが見える。

包装米を買うときは、包装上の表示——品名、正味重量、加工工場と販売者の名称・住所、加工日付と品質保証期限、品質等級、産品標準化番号〈QS〉記号（七一ページの写真参照）があるかを確かめる。消費者は〈QS〉記号のない米を買わないよう、とくに注意すべきである。

小麦粉の買い方

まず、包装上の各種の表示項目がきちんと明記されているかを確かめる。次に、増白剤不使用の明記があるのを選んだほうがよい。また、包装の閉じ線が開けられた跡があればニセ品の疑いがある。

中身の小麦粉の色を見る。小麦粉の自然の色つやは乳白色か、やや黄色味を帯びている。もし純白色か灰色がかった色ならば、増白剤を使っている可能性がある。次に、嗅いでみる。正常の香味があればよいが、雑臭やカビ臭があれば、外部環境の汚染にかかったか、期限切れで変質したのを添加剤の使用過多の可能性がある。とにかく、小麦粉は白ければ品質がいいとは言えない。

なお、中国の小麦粉は日本と同じく、パンなどに用いる「高筋粉」（強力粉《きょうりきこ》）、餃子などに用いる「中筋粉」（中力粉）、菓子などに用いる「低筋粉」（薄力粉）がある。

食用油の買い方

容器の表示が定められたとおりにきちんと表示されているかを確かめる。中国の消費者は、中身の油の香味、色合い、味、透明度と沈殿物などから良品を識別する。

まず、油を一、二滴手に取り、両手でこすり合わせて発熱させ、異臭があるか嗅いでみる。異臭があれば食用できない。食用油は、種類によってそれぞれ独特の香味があるが、酸臭や異臭はない。

色合いを見る。一般に、高品質のサラダ油は色が浅く、低品質のサラダ油は色が深い。加工された粗悪油は合格品食用油より色が深い。そのほかの等級の植物油や特種油脂製品には、それぞれ固有の色合いがある。たとえば、ゴマ油、ツバキ油、ベニバナ油などの色合いは、比較的深い。品質のよい落花生油は淡黄色か澄んだ黄色、大豆油は黄色、ナタネ油は黄色のなかにやや緑か黄金色、綿実油は淡黄色である。

次に味をみる。品質正常の油は雑味がない。苦味、辛味、酸味、ピリピリ味などがあれば、油は変質している。糊《のり》の焦げた味の油は不良品質である。

透明度を見る。品質のよい食用油ほど透明度が高く、混濁がない。油に水分が混じっていたり、変質したり、ニセの油脂が混じっていると混濁するので、透明度は低くなる。

沈殿物の有無も確かめる。高品質油には沈殿や懸濁《けんだく》浮遊物がなく、粘度は低い。

最後に、加熱してみる。水分の多い植物油は加熱すると大量の泡が出て、チッチという音がし、油煙にはむせぶような苦い辛味があるので、油がすでに酸敗しているのがわかる。良質の油は泡が少なく、すぐ消える。

北京市食品安全事務所が公表した安心できる食品ブランド九二種

●**肉と肉製品**　月盛斉、中瑞、鵬程、双大、明慧、華都、資源、京京、老唐、天福号、得利斯、大三環、新成、金大都、恒慧、育青、双滙、春都、希杰、万威客、梅林、旺潤、毎月、北京金維福仁食品公司(牛肉を生産)、北京市第五肉聯廠(生・熟肉)。

●**牛乳と乳製品**　三元、伊利、光明、雀巣(中国ネスレー)、蒙牛、完達山、妙士。

●**豆製品**　豆豆厨、白玉。

●**調味製品**　王致和、金獅、龍門、完、紫林、燕京、恒順、天立、致美斉、合立、天魚、海天、淘大、老才臣、家楽、太太楽、李錦記、味好美。

●**食用油**　金龍魚、魯花、福臨門、胡姫花、元宝、緑宝、金象、火鳥、古幣、紅灯。

●**米と麺製品**　七河源、北大荒、華藤師範、福佑、北郎中、古船、Gmb、河套。
●**浄水器のタンク水**　国信、娃哈哈、燕応試、北氷洋、楽百氏、獲特満。
●**酒**　茅台、剣南春、酒鬼、舎得、五糧液、貴州醇、紅星、牛欄山、華灯、華都、燕京、豊収、龍徽、中華、五星、北京。

安全食品の識別法

販売価格が安すぎる品物は要注意。卸市場や農産物市場で売っている食品には、コスト割れのものがあるが、これらにはきっと問題がある。外観に誇張があれば慎重に選ぶべし。色合いや味が誇張されている食品は、往々にして添加物の過剰使用の表われ。売りさばきすぎる食品は用心すること。売り手が、あまりに熱心に薦める食品にも要注意。商標、ラベル、品名や産地が、有名ブランドに似ていて混同しそうな食品は注意すること。季節食品の「早出荷」にはきっとワケがある。品質保証期間が短いのは要注意。

野菜の残留農薬の取り除き方

まず水洗いしてから熱湯を通して料理すると残留農薬が除去できる。ピーマン、カリフラワー、セロリ、サヤインゲンなどの野菜で用いるとよい。ニラや小松菜のような湯通しできない葉菜類は、水に一〇分以上漬けてから水洗いする。必要なら、台所洗剤を加えれば農薬が溶けやすくなる。ニラの花のように花や蕾《つぼみ》を食べる野菜は、先に水洗いしてから塩水に漬けるとよい。ショウガ、大根、ジャガイモ、キュウリ、ヘチマなどの茎菜類や瓜類は、水洗いしてから外皮を削り取る。

買ってきたばかりの野菜は、日光に一〇分程度さらすと残留農薬が分解されるか、活性を失う。トウガン、カボチャなどは、買ってからある期間放置しておくと、残留農薬は徐々に蒸発し、やがて日光で分解される。野菜を常温下で二四時間放置すると、残留農薬は四八パーセントぐらい取り除ける。

野菜の買い方

色が異常な野菜は買わない。新鮮な野菜は、色が鮮やかであるほどいいというものではない。また、形状の異常な野菜は買わない。ホルモンなどを使ったために奇形になったのがあるからだ。さらに、香味異常の野菜も買わない。野菜の見栄えをよくするために、硫黄《いおう》、硝酸などの化学薬剤に漬けた野菜は香味が違うからだ。

色素ブドウ酒の簡単な識別法

いわゆる「干紅葡萄酒」（赤ワイン）には、色素と酒精（エチルアルコール）で調製した「ワイン」がある。ホンモノの醸造赤ワインとの識別は簡単。テーブルに清潔な白い紙ナプキンを敷き、ワインボトルを少し振ってから紙ナプキンにちょっと流す。調製「ワイン」ならば紙上の赤色は不均一に広がるか、沈殿物が出てくる。

化学肥料で促成したモヤシは買わない

化学肥料または除草剤を使って発芽促成したモヤシは成長が早く、よく育つし、ヒゲ根も出ないが、食道癌や胃癌を引き起こす危険性がある。とくに除草剤には、発癌性や催奇性の物質を含んでいる可能性がある。モヤシを買うとき、手に取ってアンモニア臭さがあるかどうか嗅いでみる。次に、ヒゲ根の有無を見る。アンモニア臭とヒゲ根のないモヤシは買わない。

豚肉の選び方

1　指で押してみる。新鮮な肉は脂肪が白くてきれい。筋肉には光沢があり、表面は少し乾いているか、少し湿っているのがよい。乾きすぎ、湿りすぎはよくない。手で赤身肉を押してみると、押したへこみはすぐに回復するほど弾性がある。そして、新鮮な肉に特有の匂いがする。新鮮でない肉は脂肪に光沢が少なく、筋肉の色もやや暗い。表面は乾燥しているか、手にいくらか粘りつく。肉を切ると湿っている。手で押したへこみは、すぐには回復しないので弾性がない。肉にややアンモニア臭または酸味がある。

2　注水（屠畜直後の豚に、傷口から水パイプを差しこんで注水し、重量を増やす）された豚肉の筋肉の色合いは、淡いかまたは淡い灰色がかった赤色で、黄色っぽくなるものもある。肉は腫《は》れてふくれ、手でさわると微少な水玉が出てくる。注水された冷凍赤身肉巻きは、ポリ膜を通して中身に灰白色の半透明の氷や赤色の血氷が見える。

3　中国では、病豚の肉がマーケットに出されることがよくある。まず、正規の重点屠場（正規でないヤミ屠場がある）で屠殺した豚肉かどうか確かめる。それから豚肉を官能識別（五感を使う）する。よく見られる豚の病疫は、「猪囊虫病」（豚の包虫病）、「猪瘟」（豚コレラ）、「猪丹毒」（豚丹毒）がある。豚の包虫病は、中国では俗称「痘猪肉」という。肉眼で観察すると、肉のなかに泡やエンドウ豆大の疱孔が見える。その穴に白いザクロのような突起が見える。豚コレラにかかった豚は、全身の皮膚に大小の出血点が見られ、肉にも小さい出血点が出る。全身のリンパ結は黒赤色をし、腎臓は貧血して色薄く、出血点がある。豚丹毒にかかった豚も、全身に大小の形の違う赤い発疹跡があり、敗血型丹毒は全身の皮膚が赤紫色になる。ひどくなると脂肪は灰色がかった赤色または黄色になり、筋肉は赤色になる。

4 肉赤身化剤（第2章参照）を含む疑いのある豚肉の識別法。

まず、豚肉に脂肪（ラード）があるかを見る。豚肉の皮下に赤身肉かまたは脂肪がわずかしかないなら、その豚肉は肉赤身化剤を含んでいる可能性がある。肉赤身化剤を使って飼育した豚は、赤身肉の外観が特別に鮮やかな赤色をしていて、繊維も比較的ゆるんでいる（口絵参照）。肉の表面にしばしば「汗水」がしみ出る。一般の健康な赤身肉は薄赤色で、肉質の弾性もよく、「汗水」現象は見られない。その豚肉に衛生検疫証があるかどうか確かめることも必要だ。

注水牛肉の識別法

注水された牛肉を外観から見ると、鮮やかで柔らかく、見栄えがいい。しかしよく見ると、牛肉の表面に水分が出ており、手でさわると水気を感じ、紙を貼りつけると紙がすぐ湿る。

汚染魚の官能識別法

まず体形を見る。汚染度のひどい魚は形状が整わず、頭が大きく尾が小さい。脊椎骨《せきついこつ》は湾曲もしくは奇形で、皮部は黄色く、尾部は青い。有毒の魚は目が濁って光沢がなく、飛び出ているのもある。次にエラを見る。エラは魚の呼吸器官、有毒の魚は滑らかなツヤがなく、ざらざらで、暗赤色をしている。匂いを嗅ぐ。正常な魚は、はっきりした生臭さがあるが、汚染された魚はアンモニア臭、火薬臭、石油臭、ニンニク臭などの異常な匂いがする。フェノール含量の高いエラに火をつけると燃えることもある。

新鮮な卵（鶏、アヒル）の判別法

新鮮な卵は殻に白霜粉末層があり、手でこするとあまり滑らかではないはず。手で振ってみる。卵を親指、人差し指、中指でつまんで、少し振ってみる。音がしなければ新鮮な卵、揺れて音がすれば悪い卵。卵を手に持って光にすかしてみる。いい卵の卵白は澄んでいて半透明、片方に小さな空室がある。悪い卵は暗灰色をしていて、空室も大きい。古い卵あるいは変質した卵には汚斑さえある。

ニセ粉ミルクの見分け方

包装袋を手でこすってみる。ホンモノは粉質が細かいのでチッチと音がするが、ニセモノはブドウ糖や白糖を混ぜているので顆粒が粗く、サッサという音がする。

色つやを見る。ホンモノは天然の乳黄色をしているが、ニセモノは白く、よく見ると結晶の塊があり、光沢があり漂白色をしている。

匂いを嗅ぐ。ホンモノはミルク香味があるが、ニセモノの香味は非常に薄いか、ほとんど香味がない。

水で溶いてみる。ホンモノは口に入れると溶解速度が遅く、糖の甘さがないが、ニセモノは口のなかですぐに溶け、歯にくっつかず、甘さがある。ホンモノを冷水で溶き攪拌《かくはん》すると、乳白色の懸濁液になり、熱湯で溶くと懸濁物が浮きあがり、匙《さじ》に粘りつく。ニセモノは冷水で溶くと、攪拌しないで溶け、沈殿があり、熱湯で溶くと溶解が早く、天然乳の匂いと色がない。

近年、中国で発覚した以下の有毒食品は避ける

●穀類とその加工品

1　発癌性古米や「民工米」（第3章参照）と、これらの米で加工された煎餅《せんべい》やスナック食品。食すると、軽症で吐き気などの症状、長期食用すると癌症を引き起こす。

2　漂白剤を添加した小麦粉。大部分の小麦粉には漂白剤の過酸化ベンゾイルが使用基準を超えて使われている。長期食用すると疲労、めまい、不眠、神経衰弱などの体調不良になる。

3　怪しい月餅《げっぺい》には化学肥料が添加されている。

4　天津寧河《てんしんねいが》県潘庄《はんしょう》鎮興達《こうたつ》食品廠が生産する怪しい具が入った餃子。

●肉と卵類

1　「太倉肉鬆」の肉そぼろは、死んだ豚や老いた雌豚の肉、大量の片栗粉を使用し、オキシドール（過酸化水素）で雌豚の肉を漂白したうえ、添加剤と着色剤などを添加してそぼろの色合いを見栄えよくしている。

2　大量のクロロマイセチンやテラマイシンなどの抗生物質が含まれている禽類や獣類の肉製品や牛乳。

3　肉赤身化剤を使った赤身タイプの豚肉。

4　病死や変質した禽類や獣類の肉で加工した塩蔵《えんぞう》や燻製《くんせい》の調理食品。

5　ロバ肉を使って、有名な「平遥《へいよう》産牛肉」

と偽る。
6 ＤＤＴに漬けた「金華火腿」（有名な金華ハム）。
7 江蘇省泰興市に出現した有毒「香腸」（ソーセージ）。
8 浙江省温州市の有毒の「郷巴佬《シャンバラオ》」（田舎）食品。
9 発癌性のある赤い着色料を混ぜた餌で飼育した鶏が産んだ「紅心鶏蛋」（赤い卵黄卵）。

●野菜、果物

1 農薬残留基準値オーバーの野菜や果物。
2 硫黄で燻製したジャガイモ。
3 使用禁止の工業用塩で漬けた「四川泡菜」。
4 高濃度の「三九一一」農薬を含んだ灌漑《かんがい》水《すい》で育てた、葉の幅が広く、厚くて長い、また色も深い有毒ニラ。
5 硫黄と工業用塩で鮮度を保った生タケノコ。
6 増白剤と成長剤などを使って促成させた「怪しいモヤシ」。
7 硫黄で燻製し漂白した有毒「龍眼《りゅうがん》」。
8 成長ホルモンで成熟・促成させたイチゴやキーウイ。
9 「果脯《グオフー》」（干して砂糖漬けした果物）や「蜜餞《みっせん》」（砂糖漬け果物）には細菌が基準値オーバー一〇〇倍のがある。
10 ホルムアルデヒドを含んだ有毒砂糖漬けナツメ。

●副食品、調味料製品

1 鉱物油で加工した有毒のスイカやカボチ

ャの種。

2　人糞や豚の糞に漬けてつくった「臭豆腐」（塩漬けの豆腐を醱酵させ、石灰のなかに入れて保存した食品。強烈なアンモニア臭気を発する）。

3　「吊白塊」（第1章参照）や工業用ゼラチンなど、発癌性物質で加工した「腐竹」（棒状に乾燥させた湯葉。豆腐湯葉）。

4　「吊白塊」と色素で加工した赤いサツマイモハルサメ。

5　「吊白塊」を混ぜた「龍口粉絲」。

6　石炭酸（フェノール）を含んだ「米粉《ビーフン》」。

7　硫黄で燻《いぶ》した白キクラゲ、赤唐辛子、サンショウ。

8　墨水で染めた黒キクラゲ。

9　色素で染めた緑茶。

10　人尿に漬けた生イセエビ。

11　ホルムアルデヒドを混ぜた水に漬けた各種の「水発食品」（水に漬けてふくらませた食品）。

12　サッカリン水と色素で調製した「葡萄酒」（ワイン）。

13　工業用アルコールと香料で調製した「白酒」（中国焼酎）。

14　下水道の生活汚水油を汲みとって再生した「地溝油《テイゴウユウ》」と呼ばれる食用油（四二ページ参照）。

15　多人数がゆすいだ「紅油老湯」（油入りスープ）（九二ページ参照）。

16　人の頭髪を分解したアミノ酸で調製した醤油《しょうゆ》（一三〇ページ参照）。

17　工業用氷酢酸で調製したニセ「山西老陳醋」（食酢）。

18　変質した豆乳。

19　安徽《あんき》省に出現した有毒粉ミルク。

20 上海の三元〈全佳〉ブランドの乳酸菌飲料には、カビが数えきれない。
21 湖南の有毒ラード。
22 価格激安のチキンブイヨンのニセ品。
23 便所のそばで詰めた果汁に防腐剤を乱用。

その他

1 硫黄で燻し、薬水に漬けた「衛生筷」(衛生箸、再生箸)。
2 数知れないほど多くの薬のニセモノ。
3 不合格の使い捨て医療器具。
4 低品質の室内浄水器の飲み水。

スーパーで食品を買うときの注意点

1 名の知れたブランド企業の食品を、大型スーパーやマーケットで買うこと。
2 食品のラベルにある表示——製造日時、品質保証期限、配合表、メーカー名・住所と、製品の標準化表示を確認すること。ラベルに〈QS〉マークがあればなおよい。
3 配合表にある甘味剤・防腐剤や合成色素が多数明記してあったら、なるべく買うのを避けること。とくに子供用品は避ける。
4 レシートは必ずもらって保存すること。

ニセ「鶏卵」

地鶏が産んだ「鶏卵」(タマゴ)と偽称しているニセ鶏卵は、大きさが均一で殻はつるつる、卵白と卵黄ははっきり分かれ、色合いも一見ホンモノとあまり区別がつかないが、殻を照明に照らしてよく見ると、ホンモノの殻にあるべき気孔がない。殻からえぐった内膜もプラスチックに似て硬い。

人造ニセ鶏卵のコストは、一個わずか〇・〇五元、マーケットで売られているホンモノの卵は一個〇・四元だから、ニセモノの八倍だ。一般の単卵黄タマゴ、二個卵黄タマゴだけでなく、アヒルの卵やウズラの卵も簡単に偽造できる。ふつうの台所の炊事道具さえあれば、一度に一〇〇~二〇〇個つくれる。一日に一〇〇〇個もつくれるから、利潤はきわめて大きい。ニセ鶏卵の殻は、炭酸カルシウムと石膏《せっこう》を混ぜてつくる。卵黄と卵白はアルギン酸ナトリウム、ミョウバン、ゼラチン、食用塩化カルシウムに、水を加え、レモンイエロー色素でつくりあげる。ニセ鶏卵の作り方を伝授する学校もある。これでわかるように、材料はどれも食用添加剤である。しかし、ニセモノはいずれも地下工場(ヤミ工場)でつくられているから、実際の材料はわからない。したがって、これらニセモノを長期間食用すると、栄養価値がないだけでなく、大脳の記憶力衰退や老年痴呆症を引き起こす可能性がある。

未熟野菜を着色した偽装成熟野菜

よく見られるのはナスビ。ナスを買ったとき、見た目は鮮やかな紫色をして力強い形をしているが、買って帰って水で洗ってみると、二、三回こすっただけで両手が紫色に染まる。ナスから色抜けしたのである。販売者が未熟ナスに色素を塗ったからだ。多くの農産物取引市場には、色鮮やかな着色野菜が売られている。たとえば、緑豆色のような春雨、赤黄色のエビ、緑色のエンドウ、紫色のむき身ゆで落花生などは、生産者が食品生産過程で色素を加えているのだ。食用色素には天然色素と合成色素があるが、後者は過敏症などの症状を引き起こす可能性がある。

「蘇丹紅」（スーダン・レッド）

「蘇丹紅一号」色素は人造化学製剤で、世界の多くの国が食用での使用を禁止している。この種の色素は工業用、たとえば溶剤、機械油、蠟《ろう》や靴墨などの製品の染料によく使われる。科学者は実験によって、この色素はマウスに癌症を引き起こし、ヒトの肝細胞の研究でも発癌性を引き起こす可能性がある特性が示された。

国際癌研究機関（ＩＡＲＣ）は、この色素を三類発癌性物質、すなわち動物発癌性物質としているが、ヒトについての発癌性はまだ確定されていない。この色素の癌誘発の主要器官は肝臓、そのほかに膀胱《ぼうこう》、脾臓《ひぞう》などの臓器にも腫瘍《しゅよう》を引き起こす。ＥＵが唐辛子粉からこの色素を検出した量レベルで推算すると、この色素は動物の腫瘍誘発量の一〇〇倍から三〇〇倍の量に達する。

「孔雀石緑」（マラカイト・グリーン）

「孔雀石緑」は、ベンジリジン基をもったアンモニウム塩化物で、殺菌力をもった織物用・皮革用の染料である。金属性光沢をもったグリーン結晶体で、殺菌力があるために、魚類や魚卵の寄生虫退治、真菌や細菌の感染予防に使われ、とくに漁場の魚卵の真菌感染予防に有効である。淡水魚の寄生虫退治によく使われるが、この色素は毒性が強く残留量が多い。

肉眼による「孔雀石緑」魚の識別法

まずエラの創傷が着色されているかどうかを見る。創傷を受けた魚が高濃度の色素に漬けられると、表面はグリーンに発色し、青草の緑色のようになる。次にヒレを見る。正常な魚のヒレは白色なので、漬けられると着色されやすい。
最後に、体全体の色つやが光っている魚は警戒を要する。

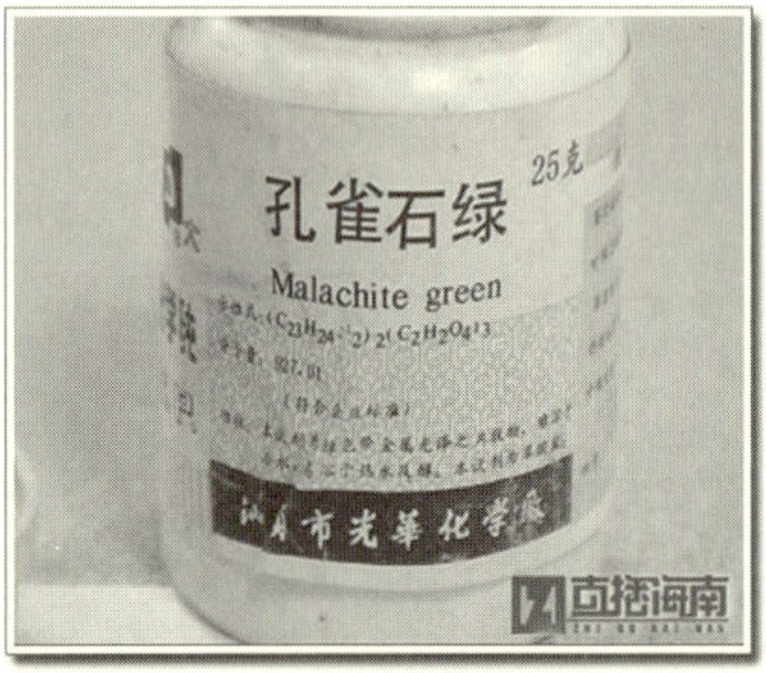

「孔雀石緑」入り薬瓶

中国製品に関するトラブル（2007年5月〜8月）

●『ニューヨーク・タイムズ』5月9日：2006年秋からパナマで原因不明の死亡例が相次いだため、パナマや米当局が調べたところ、咳止めシロップの甘味料として使われるグリセリンの代わりに、安価な産業用「ジエチレングリコール」が使用されていた。中国の業者が「グリセリン純度99・5％」と偽って輸出したと見られる。

●6月中の内外各紙の報道：米FDAは6月1日、中国製練り歯磨きの使用中止・廃棄処分の警告を出す。有毒なジエチレングリコールが含まれている恐れがあるため。以後、中国製歯磨きの自主回収が世界各地で始まる。

●広東『南方週末』6月6日報道：紙ナプキンには回収紙の使用不可の規定があるが、中国調理協会の06年の調査によると、低品質のナプキンに使用済みの生理用ナプキンや病院の廃棄物が再加工して使われており、大腸菌、肝炎ウイルスが検出された。低価格のツマヨウジも状況は同じ。

●広東『南方週末』7月19日：中国の年間の鶏肉消費量は50億羽弱。中国科学院の「養鶏場の死鶏の行方」調査によると、死んだ鶏の80％が食卓にのぼっている。養鶏場の鶏の死亡率は5〜10％。死んだ鶏の大半は伝染性の病原菌をもち、異臭がするため業者は添加剤を多量に加えている。これらは最終的に大小の料理屋、屋台へ流れる。

●台湾『自由時報』7月30日〜9月7日：台湾の地方の食肉市場で一部の豚肉から、中国で問題になっている肉赤身化剤が検出。調査を進めると、多くの養豚場で飼料に添加されていることが判明。8月2日、某業者の倉庫から肉赤身化剤1300キロを押収、クロロマイセチン150キロも発見。肉赤身化剤は初期のクレンブテロール（Clenbuterol）のほかに、Ractopamine、Salbutamol、Terbutalineの3種類が開発されている。台湾ではこれらを使用禁止薬品としているが、アメリカでは使用基準を設けて合法化している。アメリカからの輸入豚肉に赤身化剤が微量検出されたため、台湾では合法化に向けての動きがあり、大きな騒動になっている。

●5月〜8月の内外各紙の報道：中国製の輸出玩具の塗料に規定量を超えた鉛が検出。アメリカ大手のマテル、トーマス、フィッシャー・プライス各社、英国の大手ハムレイズ社などは鉛含有の玩具の自主回収を発表。日本では中国製の料理用鍋で鉛の超過含有が発覚、自主回収している。

訳者あとがき

今年二月、香港の雑誌で「民以何食為天」というタイトルの本が紹介され、著者の周勍という変わった名前を初めて知った。私はこれまで中国各地を歩きまわっており、食の安全には気をつけていたし、関心も持っていたが、全体の現状についてはやはり無知といってもよかった。俄然興味がわき、その本を探しまわったが、中国の書店にも香港の書店にも並んでいなかった。中国のウェブサイトを開いてみると、部分的な記述が出てきた。その後、一カ月かけて、著者が北京在住であることを突きとめ、彼の携帯電話番号を知ることができた。さっそく電話を入れ、本人が出てきたときは本当に嬉しかった。周氏とはたちまち意気投合した。その場で日本語版の版権をいただけないかと申し入れると、「いいですよ」と即答してくれた。

翻訳作業をほぼ終えた八月下旬に北京に出かけていき、彼との初対面となった。ざっくばらんな人柄。そして日本流に表現すると、京都（古都西安）生まれの江戸っ子（北京っ子）という感じであった。いわゆる中国人作家とはかなり違うタイプの人物に見えた。二日間にわたって彼の話を聞きながら、「これは中国の社会に放たれた一匹の『野良犬』だなあ」と思った。やはり中国の社会は変わりつつある。彼は、段ボール肉まん事件をめぐって、外国メディアに向かって中国政府のやり方を公然と批判したが、このようなことは日本や台湾では当たり前にできても、中国人の場合、相当の勇気と覚悟がなくてはできないことではないか。

さて、原著の事例は昨年までのものである。今年に入って、アメリカでペットフード事件が発生したことを契機に、「中国の危ない食品」の問題が世界を騒がせることになった。そこで本書では今年起きた主な事例を付け加えることにした。今年八月末までの最新情報は著者から新たに提供してもらう一方、私自身、日本と台湾の新聞記事から取って補った。これらによって本書は、「中国の危ない食品全般」と「中国の食品安全問題の基本全般」をそなえた保存版になったと自負している。本書では第一章で食品汚染の問題に入り、第二章で、日本では報道されていないが中国では豚肉汚染が広まっている状況が描かれる。第三章で各種の食品汚染の事例を列挙し、第四章で「食の安全」をめぐる中国と世界との戦いを通観し、第五章で中国の食品安全問題の所在を明らかにした。「識別法」は著者の読者へのプレゼントだ。中国へ行かれる方々はこの「識別法」を知って身の安全を守っていただきたい。そして著者インタビューを通して、どうか現在の中国社会のなかで苦闘している著者の「生きざま」を見てほしい。

最後に、草思社編集部の増田敦子氏にまたも大変お世話になりました。御礼申し上げます。

二〇〇七年九月

廖建龍

編集協力――編集室カナール（片桐克博）

中国の危ない食品

訳者との申し合わせにより検印廃止

2007年10月5日　第1刷発行
2007年10月19日　第4刷発行

著　者　周　勍
訳　者　廖建龍
装丁者　藤村誠
発行者　木谷東男
発行所　株式会社　草　思　社
〒151-0051　東京都渋谷区千駄ヶ谷2-33-8
電　話　営業03(3470)6565　編集03(3470)6566
振　替　00170-9-23552
印　刷　株式会社三陽社
カバー　株式会社精興社
製　本　加藤製本株式会社

ISBN978-4-7942-1638-0
Printed in Japan